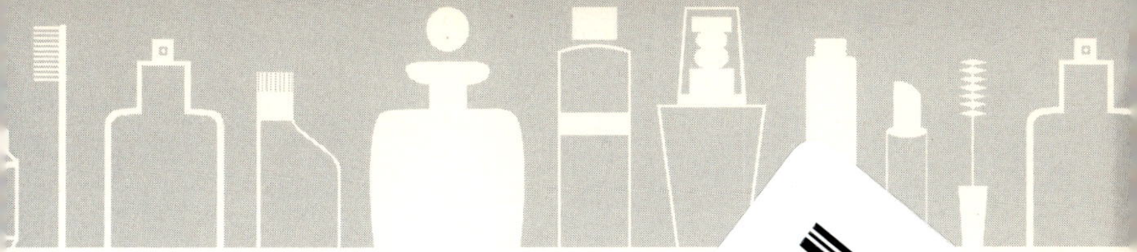

rororo

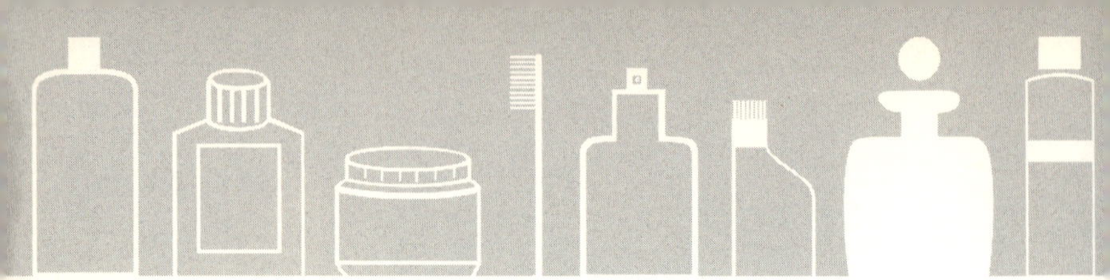

Der Autor

Dr. Haarhaus, laut Ranking der größten deutschen Zeitung einer der innovativsten Hautärzte Hamburgs, setzt die Schwerpunkte seiner Praxisarbeit in den Bereichen Ästhetik, medizinische Kosmetik mit Pflegeberatung, Lasertherapie und Venenheilkunde sowie Hautkrebsvorsorge und ambulante operative Dermatologie. Er ist Inhaber des «European Diploma of Aesthetic Laser Medicine».

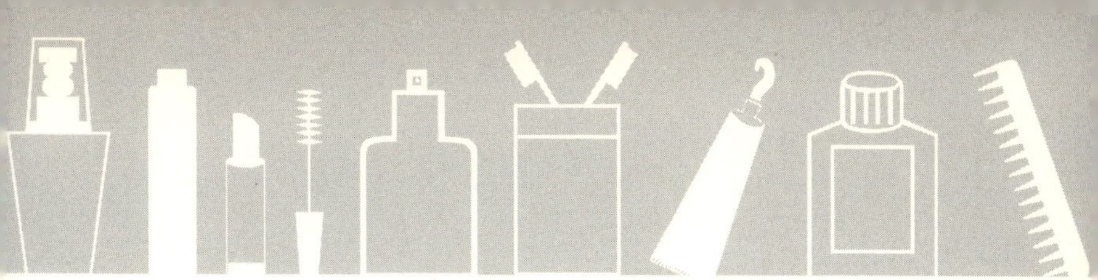

DR. DIETER HAARHAUS

LEXIKON DER **BEAUTY-** IRRTÜMER

Rowohlt Taschenbuch Verlag

Für S.

Originalausgabe
Veröffentlicht im Rowohlt Taschenbuch Verlag,
Reinbek bei Hamburg, Juni 2008

Redaktion Claudia Preuschoft / Bernd Gottwald
Umschlaggestaltung ZERO Werbeagentur, München
Foto: Joerg Steffens/zefa/Corbis
Satz KCS GmbH, Buchholz bei Hamburg
Druck und Bindung CPI – Clausen & Bosse, Leck
Printed in Germany
ISBN 978 3 499 62371 4

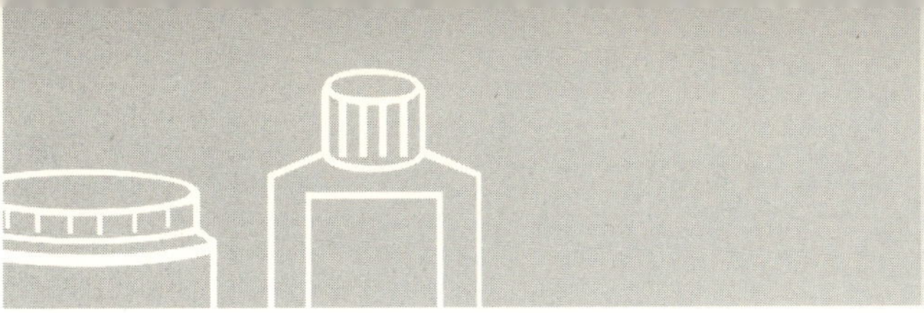

Viele der hier vorgestellten Irrtümer stammen aus meiner täglichen Arbeit als Hautarzt mit Schwerpunkt Ästhetik, medizinischer Kosmetik mit Pflegeberatung, Lasertherapie und Venenheilkunde in Hamburg. Ich habe irgendwann damit begonnen, solche Mythen zu sammeln, aufzuschreiben und sie dann im Rahmen von Patienteninformationen zu verarbeiten. Je mehr meine Sammlung anwuchs, desto deutlicher wurde mir vor Augen geführt, wie groß das Ausmaß der Fehlinformationen zum Thema «Beauty» ist, denen so manche Verbraucherin unterliegt.

Vor allem erkannte ich nach und nach die Ursachen und Verbreitungswege solcher Desinformationen und beschloss, diesen mit einem Buch zu begegnen. In diesem Buch möchte ich aufklären und gleichzeitig ästhetische Bedürfnisse in die richtigen Wege leiten. Außerdem möchte ich einen echten Nutzen in den Mittelpunkt stellen:

Jeder Leser dieses Buches soll ein Vielfaches seines Kaufpreises an sinnlosen und gefährlichen Ausgaben einsparen.

Im Zuge der Recherche für dieses Buch entschloss ich mich, auch die wesentlichen Irrtümer der Themen «Ernährung» und «Fitness» mit einzuschließen, da diese ganzheitlich mit körperlicher «Beauty» verbunden sind.

EINLEITUNG

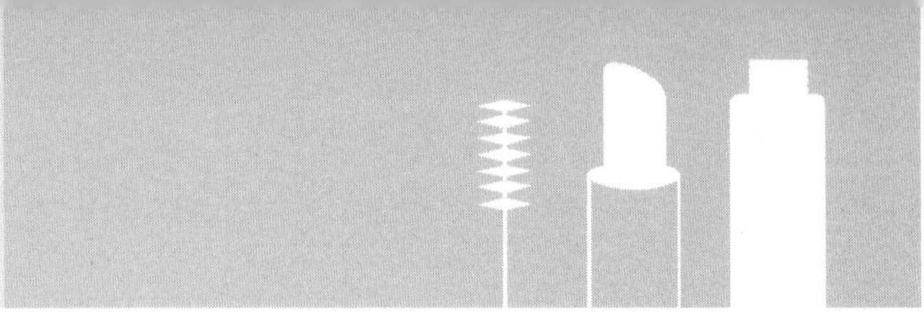

«Schöne Menschen haben mehr Erfolg, finden leichter Partner und haben es ganz allgemein besser im Leben.» Immer wieder kommen Untersuchungen zu dem Ergebnis, dass diese Überzeugung sich tief in uns verankert hat. Deshalb gilt es in unserer Konkurrenzgesellschaft als ganz normal, mit allen angebotenen Mitteln zu versuchen, das Beste aus dem eigenen Äußeren zu machen.

Die Stimmen, die früher vor allzu großer «Eitelkeit» warnten, sind verstummt. Wer heute hartnäckig daran festhält, es zähle allein die «innere Schönheit», muss sich mit Ergebnissen aus der Verhaltensforschung auseinandersetzen, denen zufolge bei jeder menschlichen Begegnung die ersten drei Sekunden unbewusst über Sympathie und Antipathie entscheiden. Dabei hat das Unbewusste für seine Wertung aber nur wenige andere Anhaltspunkte als das Erscheinungsbild des Gegenübers.

An die Stelle individueller Maßstäbe für Schönheit ist durch den Einfluss der Massenmedien ein weitgehend genormter Idealtyp getreten. Wer von dieser Norm abweicht, braucht Selbstbewusstsein. Der Druck, diesem universellen Ideal zu entsprechen, ist also enorm hoch. Das gilt besonders für das weibliche Geschlecht, denn so viele Frauen werden doch immer noch in erster Linie nach ihrer körperlichen Attraktivität beurteilt.

Diesen Druck nutzt die Kosmetikindustrie mit ihren für Fachleute nahezu absurden Versprechungen gnadenlos aus. Wer ihren Verlockungen folgt, gibt unnötig viel Geld aus und wird oft mit negativen Folgen bestraft. Ein schlechtes Hautbild ist meist nämlich nicht Ergebnis von zu wenig, sondern von zu viel bzw. falscher Pflege. Und so manche kosmetische Behandlung endet in Verletzungen, zum Beispiel durch eine «Blitzlampe».

Hier wirkt sich ein weiterer fundamentaler Irrtum aus, nämlich die Vorstellung, Haut und Körper ließen sich durch Beautyprodukte und kosmetische Behandlungen entscheidend verändern. Tatsächlich wird das Schicksal unserer Zellen zu über 90 Prozent genetisch bestimmt.

Einem ebenso großen Irrtum verfällt aber, wer die Position vertritt, das Aussehen sei eben Schicksal, mit Haut- oder Figurproblemen müsse man sich abfinden. Dazu gehört auch die Vorstellung, die Haut pflege sich selbst, Wasser und Seife reichten völlig aus.

Diese Auffassung war früher sicher angebracht. Umwelteinflüsse machen es heute dagegen ratsam, die Pflege der Haut um einige wenige «Basics» zu erweitern. Und inzwischen weiß man, dass sich durch bestimmte intelligente Maßnahmen die genetische Programmierung etwas verlangsamen lässt. In diesem Buch werden solche sinnvollen und risikoarmen Möglichkeiten wirkungsvoller Schönheitspflege vorgestellt.

Das Problem beim Thema Kosmetik ist jedoch nicht zu wenig Wissen, sondern zu viel Halbwissen. Deshalb werden hier Beauty-Irrtümer und -Vorurteile kenntnisreich unter die Lupe genommen. Dabei wird kein Blatt vor den Mund genommen, wenn es darum geht, aktuelle Fehlentwicklungen auf dem Schönheitsmarkt zu beschreiben.

Dieses Buch ist als Lexikon angelegt, damit Sie die Möglichkeit haben, gezielt nachzuschlagen. Als «Leselexikon» können Sie es aber auch von vorne bis hinten durchlesen.

Und nun wünsche ich Ihnen eine prickelnde Mischung aus Erschrecken, Erstaunen und Erkenntnis.

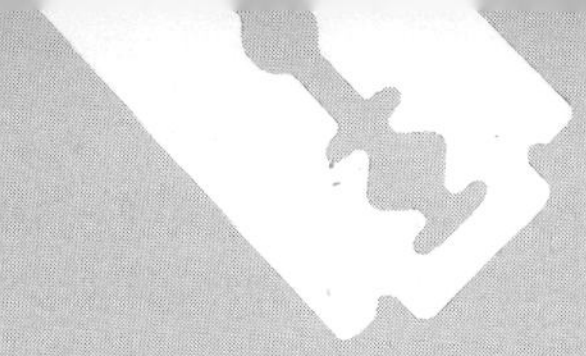

A

Aftershave muss brennen!

Diese Fabel muss hier leider entzaubert werden. Aftershaves, die die Haut desinfizieren und dabei brennen, enthalten Alkohol, aber es gibt auch desinfizierende Cremes, die ganz ohne Alkohol auskommen. Übrigens brennen Alkohole nicht bei allen Menschen auf der Haut. Für alle, bei denen das jedoch der Fall ist, können Gels auf pflanzlicher Basis eine echte Alternative darstellen, weil sie nicht brennen und dennoch desinfizieren.

Akne braucht nicht ärztlich behandelt zu werden

Akne entsteht dadurch, dass verhornte und dadurch zu enge Ausführungsgänge der Talgdrüsen den Talg nicht mehr ausschleusen können. Diese Verhornungsstörung ist erblich bedingt und tritt besonders in der Pubertät auf, wenn die Talgdrüsen hormonell bedingt mehr Talg produzieren.

Als Arzt sieht man leider oft Jugendliche, bei denen die Akne bereits Narben hinterlassen hat, weil sie schon im Selbstversuch an ihren Pickeln herumlaboriert und sich dabei irreversible Schäden zugezogen haben. Hätten sie sich rechtzeitig an einen guten Hautarzt gewandt, wären diese Narben vermeidbar gewesen. Außerdem hätte er ihnen viel Geld für relativ unnütze Wundermittel aus Apotheke, Drogerie und Supermarkt erspart. Viele Hautarzt-Praxen bieten zudem Jugendlichen für geringe Kosten eine spezielle Ausreinigungsbehandlung an. Dabei wird die Haut, zum Beispiel durch Dampf, erwärmt, die Mitesser mit extrem feinen und speziell geschliffenen Nadeln angeritzt und herausgehoben. Anschließend wird die Haut desinfiziert und gegebenenfalls mit einer Maske beruhigt.

Auch ein **Fruchtsäurepeeling** (s. «Fruchtsäurepeeling», S. 44) kann bei Akne sehr nützlich sein, denn es beseitigt die durch die Verhornung bedingte Verengung des Talgdrüsenausgangs, die für den Rückstau und das nachfolgende Platzen der Talgdrüsen verantwortlich ist.

Akne hängt mit der Ernährung zusammen

Immer wieder trifft man auf die mehr oder minder feste Überzeugung, die Ernährung sei schuld an der Entstehung oder Verschlechterung einer Akne. Das führt dann manchmal zu seltsamen Formen der Selbstkasteiung.

Entgegen dieser heutigen Meinung haben Nahrungsmittel nach dem derzeitigen Stand der Wissenschaft keinerlei Einfluss auf die Aknebildung. Sie dürfen also weiter Schokolade, Pommes und Schweinefleisch essen! Negative Auswirkungen kann theoretisch nur der extreme Konsum von Haselnüssen oder Multivitaminsaft haben – dafür ist das darin enthaltene Vitamin B_{12} verantwortlich.

Bodybuilder, aufgepasst! Bei allen, die beim Muskelaufbau gerne mal mit **Anabolika** nachhelfen oder **kreatinhaltige Proteindrinks** konsumieren, können sich bei entsprechender Akneneigung allerdings am ganzen Körper Mitesser entwickeln.

Akne ist ein Zeichen von Unsauberkeit

So mancher Jugendliche wäscht sich häufig das Gesicht, weil er Akne für eine Folge mangelnder Hygiene hält. Das ist aber keineswegs der Fall! Übermäßiges Waschen mit Wasser und Seife kann sogar schädlich sein (s. «Fettige Haut», S. 41).

Und eine ansteckende Krankheit ist die Akne schon gar nicht, denn sie wird nicht von einem Menschen auf den anderen übertragen.

Akne kommt nur in der Pubertät vor

Oft werden Ärzte gefragt, wie lange es dauert, bis eine Akne von selbst wieder verschwindet. Das lässt sich im Einzelfall nicht immer genau beantworten. Nach landläufiger Ansicht hat eine Akne irgendwann jenseits des zwanzigsten Lebensjahres zu enden. Allerdings ist das nicht immer der Fall. Es ist auch eine ausdrücklich so bezeichnete «**Erwachsenenakne**» bekannt.

Ursache einer jeden Akne ist eine Verhornungsstörung am Ausgang der Talgdrüse. Wenn eine Talgdrüse in größerem oder kleinerem Maß verstopft, kommt es zur Überdehnung der Drüse, die schließlich platzt und sich entzündet. Zu einem solchen relativen Missverhältnis zwischen Talgproduktion und -ausschleusung im Zusammenspiel mit dem verengten Ausführungsgang kann es in verschiedenen Lebensphasen kommen. Für den Anstieg der Talgdrüsenproduktion verantwortlich sind außer übermäßiger Pflege oft hormonelle Schwankungen.

So fangen viele schwangere Frauen plötzlich wieder an zu «sprießen», was auf die hormonellen Verschiebungen bei der Schwangerschaft zurückzuführen ist.

Eine Sonderform der Akne, die vor allem im jungen Erwachsenenalter auftritt, ist die sogenannte **neurotische Akne**. Sie ist das Ergebnis zwanghafter Hautmanipulationen, weil die Patientinnen mit ihrer Haut nicht zufrieden sind und manchmal unter Zuhilfenahme von Nadeln an scheinbar sehr tief sitzenden Entzündungen im Gesicht manipulieren.

In Wirklichkeit werden diese Entzündungen aber durch die Manipulationen erst erzeugt. Das kann man leicht dadurch beweisen, dass diese Entzündungen nur in bestimmten, besonders gut erreichbaren Arealen vorkommen, oft z. B. im Kinnbereich.

Eine echte Akne, die «von innen» verursacht wird, betrifft hingegen immer das ganze Gesicht oder große Teile davon, denn auch die Ursachen wirken sich natürlich im ganzen Gesicht aus.

Viele der Patienten weisen diese Zusammenhänge leider weit von sich. Eine Behandlung ist deshalb oft sehr schwierig, denn in vielen Fällen muss die Lösung ihres Hautproblems eher auf psychologischem Gebiet gesucht werden.

Akne lässt sich gut mit Puder abdecken

Der ein oder andere Mitesser könnte sich leicht vermeiden lassen, denn auch Puderpinsel können Pickel verursachen. Beim Auftragen eines Puders saugt der Pinsel gleichzeitig Fett von der Haut auf, das dann im Pinsel verbleibt und sich zu einer Brutstätte für Bakterien entwickelt. Bei der nächsten Anwendung werden diese stark vermehrten Bakterien dann wieder in die Haut gerieben, wo sie Hautunreinheiten verursachen können.

Daher empfiehlt es sich, Pinsel wenigstens regelmäßig zu waschen und nach ein paar Wochen auszutauschen.

Bei **Akne** helfen Reiswasser und Mandelkleie

Bei meinen Recherchen stieß ich immer wieder auf die Vorstellung, man könne eine Akne mit «talgbindenden Stoffen» heilen.

Dazu gibt es dann interessante Rezepte wie das folgende: Man gebe eine Tasse Reis mit fünf Tassen Wasser zusammen in einen Topf und brühe das Ganze zwanzig Minuten. Das Wasser gieße man dann ab und fülle es in eine Flasche. Damit reinige man die betroffene Haut mehrmals täglich.

Wenn man sich mit dieser Idee auseinandersetzt, mag sie auf den ersten Blick gar nicht unlogisch erscheinen, denn durch die im Wasser aufgenommene Stärke soll Talg gebunden und aufgesaugt werden.

Eine Maske aus Sesam-Mandelkleie soll auf die gleiche

Weise wirken: Sie soll den Talg aufnehmen, der auf der Haut liegt, und so für subjektive Besserung sorgen.

Nun wird Akne aber verursacht durch Talg, der tiefer in den entzündeten Talgdrüsen sitzt, und diesen erreichen solche Substanzen nicht. Leider muss man also davon ausgehen, dass diese Rezepturen unwirksam sind.

Akne wird in der Sonne besser

Bei den Methoden zur Selbstbehandlung von Pubertätsakne gilt es als heißer Tipp, ins Sonnenstudio zu gehen.

UV-Strahlen unterdrücken die Pickelbildung jedoch nicht, wie oft vermutet wird. Die Unreinheiten sind nach dem Gang auf die Sonnenbank wegen der Bräune einfach nur vorübergehend weniger sichtbar.

Nach wissenschaftlicher Beobachtung wird etwa das Hautbild in der Hälfte aller Fälle sogar deutlich schlechter. Denn durch die Bestrahlung wird die Talgproduktion der Haut sogar noch angeregt. Die langfristigen negativen Folgen überwiegen also jeden kurzfristig positiven Effekt.

Im besten Falle hat das UV-Licht gar keine Wirkung.

Von Solarien zu unterscheiden sind jedoch die in manchen Hautarztpraxen vorhandenen Geräte, die ein bestimmtes rot-blaues Licht ausstrahlen, das tatsächlich antientzündlich wirkt.

Eine **Allroundcreme** reicht für jede Jahreszeit

Eine gesunde Haut braucht sehr viel weniger Pflegeprodukte, als uns die allgegenwärtige Werbung weismachen möchte, die uns gegen jede Vernunft suggestiv ihre Verkaufsargumente aufdrängt. Allerdings kann die richtige Pflege der Haut mit dem Wechsel der Jahreszeiten durchaus variieren.

So muss die Haut im Winter einerseits mit Kälte und Wind, andererseits mit trockener Heizungsluft fertig werden. Diese ständigen Temperaturschwankungen führen dazu, dass sich auch der Stoffwechsel der Haut verändert. Sie produziert weniger Fett, und der hauteigene Schutzfilm wird – durch das Klima bedingt – allmählich schwächer.

In dieser Ausnahmesituation kann es durchaus sinnvoll sein, die Haut mit einer leichten Pflegecreme oder -lotion zu schützen. Eine solche Creme sollte bis zu sieben Prozent Fett enthalten und keine «Filmbildner». Solche filmbildenden Stoffe werden hier z.B. unter dem Stichwort «Alltägliche Gesichtspflege» vorgestellt (s. «Alltägliche Gesichtspflege», S. 16, «Feuchtigkeitslotionen», S. 41, «Lippenpflege», S. 75). Zusätzliches Fett als Schutzschicht gegen Wind und Wetter ist nur im Winter notwendig. Im Sommer ist die Luftfeuchtigkeit wesentlich höher, der Stoffwechsel aktiver, und die Haut produziert mehr eigenes Fett. Dann ist weniger wirklich mehr!

Man sollte daher im Sommer auch für die Pflege des Gesichts auf eine sehr leichte Creme oder eine **fettarme Urea-Lotion** auf Wasserbasis umsteigen, natürlich wieder ganz und gar ohne «Filmbildner».

Alltägliche Gesichtspflege
ist so wichtig wie Zähneputzen

Wie effektiv eine gute Werbung arbeitet, sieht man daran, dass es für den weiblichen Teil der zivilisierten Welt ein Naturgesetz zu sein scheint, die Gesichtshaut müsse mit diversen Produkten gepflegt werden. Angeboten werden Cremes zur «Nacht-» und «Tagespflege», «Masken» aller Art bis hin zum «Nanosomenfluid». Die meisten dieser Produkte enthalten «**Filmbildner**», also Fette, Öle, Wachse und Wollwachse. Speziell im Gesicht erzeugen solche Filmbildner nicht nur eine trockene und spannende Haut, sondern haben zusätzlich noch weitere, hochproblematische Folgen (s. «Allroundcreme», S. 15, «Feuchtigkeitslotionen», S. 41, «Lippenpflege», S. 75).

So bewirkt gerade im Gesicht der allmähliche Ersatz des eigenen Hautfilms durch den künstlich aufgetragenen Fremdfilm, dass die Produktion der hauteigenen Substanzen im Lauf der Zeit eingestellt wird. Folge ist eine stark spannende und brennende Haut, die meist als «Alterstrockenheit» falsch interpretiert wird und – welch Wunder – vor allem durch die Anwendung darauf zugeschnittener Produkte gelindert werden soll.

Außerdem kommt es zu einer Milieuveränderung der Haut. Sorgt nämlich der normale Säureschutzmantel für ein saures Hautmilieu, liegt der pH-Wert des künstlichen Ersatzfilms im neutralen Bereich. Als Folge verschiebt sich das Hautmilieu vom Sauren zum Neutralen.

Durch die allmähliche Veränderung des Milieus sterben nach und nach die Bakterien der normalen Hautflora ab und werden durch Fremdkeime aus der Umgebung ersetzt.

Diese Fremdkeime lösen eine unterschwellige Entzündung aus, die sich anfangs in zunehmenden roten Äderchen, später sogar in Pusteln und Pickeln äußert. Diese Erkrankung der Haut wird von manchen als «**Altersakne**» missdeutet, es handelt sich dabei aber um eine **Couperose** (Stadium 1) oder **Rosacea** (Stadium 2 und 3) und gehört in die Hand eines spezialisierten Dermatologen, der sich wirklich damit auskennt (s. «Gesichtsäderchen», S. 46).

Es kann Jahrzehnte dauern, bis die beschriebenen Erscheinungen sichtbar werden. In der Regel durchläuft der Hautgeschädigte dabei eine regelrechte Karriere mit Pflegeprodukten, deren filmbildende Wirkung kontinuierlich zunimmt, bis hin zu «Pflegeölen», weil nur diese vermeintlich noch in der Lage sind, das massive Spannen und Brennen der Gesichtshaut zu lindern (s. «Pflegeöle», S. 86). In Wirklichkeit werden hier nur die Symptome überdeckt und im wahrsten Sinne des Wortes zugeschmiert, denn einen Feuchtigkeitsmangel kann man mit Fett natürlich nicht wirklich ausgleichen.

Was den engagierten Behandler dann zur Verzweiflung bringt, ist die traurige Tatsache, dass Couperose- oder Rosacea-Geschädigte inzwischen zur Zielgruppe der Kosmetikindustrie erklärt wurden. Diese überhäuft sie mit – meist grün getönten – Produkten, die natürlich ebenfalls Filmbildner enthalten, womit die Gesichtshaut endgültig hingerichtet wird.

Wer diesen Zusammenhang in Frage stellt, sollte sich einmal selbst die Frage beantworten, warum ab einem Alter von Ende zwanzig fast nur noch Frauen Hautprobleme und Unreinheiten im Gesicht haben. Obwohl doch Männer mit ihrer Gesichtshaut eigentlich strukturell benachteiligt sind. Sie haben mehr Talgdrüsen und mehr Testosteron, was die Talgproduktion noch beschleunigt.

Ein Problem ist, dass sich die erweiterten Äderchen oft nicht mehr von selbst zurückbilden, weil sie durch lange falsche Behandlung gewissermaßen «überdehnt» wurden. Es gibt jedoch sehr gute Methoden, sie zu behandeln (s. «Gesichtsäderchen», S. 46).

Augenfältchen

werden durch Vaseline glatt

Seit Generationen herrscht die Vorstellung, Augenfältchen ließen sich mit einer fetthaltigen Creme oder gar mit Vaseline bekämpfen. Das entspringt jedoch der reinen Mythologie (s. «Falten», S. 36, «Faltencremes», S. 37).

Augenfältchen entstehen vor allem durch fehlende Feuchtigkeit und nicht durch zu wenig Fett. Wird die empfindliche Augenpartie mit einem dicken Fettfilm überzogen, geht auch noch weitere Feuchtigkeit verloren. Die hauteigene Zellflüssigkeit dringt dann aus der Zelle ins Bindegewebe, dadurch kann es sogar zu Lidschwellungen kommen. Außerdem «kriechen» Fette und Öle und können gefährliche Augenentzündungen verursachen.

Statt einer Fettsalbe brauchen die Lider also eine Augencreme, die tatsächlich den Feuchtigkeitshaushalt der empfindlichen Partien reguliert.

Baden ist besser als Duschen

Ein Bad wirkt entspannend und umschmeichelt den Körper. Durch langes Baden trocknet die Haut auch nicht aus, weil das Wasser ja sogar in sie hineindiffundiert (s. «Badesalz», S. 20). So gesehen müsste Baden eigentlich gesünder sein als Duschen. Leider ist dem aber nicht so. Die im Wasser gelösten waschaktiven Substanzen (**Tenside**) haben beim Baden viel Zeit, feuchtigkeitsbindende Stoffe aus der Haut herauszuwaschen.

Außerdem schwächt das eindringende Wasser die Hornschicht, die quillt, aufweicht und dadurch ihre Widerstandsfähigkeit gegen Verdunstung verliert. Im Endeffekt trocknet die Haut also doch aus und wird besonders empfindlich. Dieser Effekt wirkt umso stärker, je wärmer das Wasser ist.

Beim Duschen hingegen kommt die Haut nur kurz mit dem Wasser in Berührung, sodass die Haut deutlich weniger aufquillt. Waschaktive Tenside haben nur kurzen Kontakt mit der Haut und werden schneller wieder abgespült. So werden weniger hauteigene Feuchtigkeitsbinder ausgeschwemmt als beim Baden. Also bleibt die Haut viel widerstandsfähiger und erholt sich auch schneller von Belastungen.

Sehr wichtig ist in beiden Fällen, das richtige Reinigungsmittel zu wählen:

Hier gilt ausnahmsweise, dass Menschen mit trockener Haut möglichst fetthaltige Seifen oder Badeöle verwenden sollten, weil diese das Aufquellen der Haut vermindern.

Allerdings empfiehlt sich auch nach Benutzung fetthaltiger Seifen, zusätzlich eine **ureahaltige Lotion** aufzutragen. Allerdings ist das erst einige Stunden später sinnvoll, weil die wasserbindenden (**hydrophilen**) Ureamoleküle direkt nach dem Baden nicht durch die Fett- oder Ölschicht hindurchdringen können und einfach darauf liegen bleiben.

Menschen mit grundsätzlich sehr fetter Haut sollten jedoch eine zu starke Rückfettung vermeiden, weil dadurch sonst Pickel verursacht werden können.

Badesalz aus dem Toten Meer hilft bei Problemhaut

Manche Menschen mit sehr trockener Haut greifen in ihrer Not auf Salzbäder «aus dem Toten Meer» zurück. Das liegt an der Vorstellung, am Toten Meer bekomme man immer eine perfekte Haut – was in etwa stimmt – und dies läge an dem hohen Salzgehalt – was leider nicht stimmt.

In einer Studie wurde nachgewiesen, dass die Haut durch Salzbäder im Gegenteil zusätzlich austrocknet. Das ist auch ganz logisch, wenn man weiß, dass das Wasser immer dahin geht, wo die höchste Salzkonzentration ist. Deshalb ist es auch nicht so, dass die Haut durch langes Baden austrocknet. Im Gegenteil dringt in diesem Falle das Wasser in die Haut des Badenden hinein, wenn der Salzgehalt da höher ist als der des Badewassers.

Dass sich die Haut am Toten Meer bessert, liegt vor allem daran, dass die Salzkristalle im Wasser und auf der Haut die positive antientzündliche UV-Wirkung durch Reflexionen enorm verstärken.

Besenreiser lassen sich mit Kompressionsstrümpfen verhindern

Bei einem Venenleiden verzögern Kompressionsstrümpfe nur den Verlauf, außerdem werden sie in den meisten Fällen nach kurzer Zeit nicht mehr getragen. Gänzlich wirkungslos sind sie bei «Besenreisern».

Bei Besenreisern handelt es sich um erweiterte Blutgefäße. Um sie zu verengen, müsste der Kompressionsdruck wegen des umgebenden weichen Gewebes so hoch sein, dass er von einem Strumpf niemals erreicht werden kann.

Besenreiser müssen mit Laser entfernt werden

Wer unter Besenreisern leidet, bekommt oft zu hören, diese feinen erweiterten Venen könne man nur per Laser oder mit anderen aufwendigen apparativen Methoden behandeln. So gibt es zum Beispiel ein von Kosmetikerinnen propagiertes Verfahren, bei dem sie angeblich per Ultraschall entfernt werden.

Solche Aussagen sind schlicht falsch. Es gibt ein einfaches Schema, das unter **Phlebologen** (Venenärzten) allgemein als verbindlich anerkannt ist, an dem man sich leicht orientieren kann:

1. Blaue Besenreiser werden am besten nach wie vor mit feinsten und kaum spürbaren Nadeln verödet.
2. Nur die dünnsten roten Äderchen können ergänzend gelasert werden.
3. Alle deutlich sicht- und tastbaren Venen hingegen müssen operativ entfernt werden.

Besenreiser zu veröden ist sinnlos

Oft hört man, eine Verödung störender blauer Äderchen, der Besenreiser, sei völlig sinnlos, da diese ja doch immer wiederkämen.

Richtig ist: Die Bindegewebsschwäche, die die Erweiterung der Gefäße begünstigt, bleibt von einer solchen Behandlung tatsächlich unberührt. Bestimmte Faktoren, die den Druck in den Gefäßen erhöhen, wie zum Beispiel eine Schwangerschaft oder die Ausübung von Kraftsport, treten jedoch nicht unbedingt in gleichem Maße weiter auf – besonders dann nicht, wenn der Arzt darauf hinweist, dass sie die Entstehung von Besenreisern begünstigen. Deshalb werden sich neue Äderchen wahrscheinlich erst langsam über einen längeren Zeitraum entwickeln. Sie brauchen Besenreiser also nicht schicksalsergeben hinzunehmen!

Schließlich können Sie eventuell nachgewachsene Äderchen nach einigen Jahren in einer oder zwei Sitzungen wieder beseitigen lassen.

Biolebensmittel
sind in jedem Fall gesünder

Schönheit und Attraktivität kommen auch von innen und haben deshalb viel mit gesunder Ernährung zu tun.

Die meisten Menschen sind überzeugt, Lebensmittel, auf denen «Bio» steht, müssten einfach gesünder sein. Die Vorteile von Biolebensmitteln gegenüber herkömmlicher Kost schrumpfen jedoch immer mehr zusammen. Das liegt zum einen an dem kritischeren Bewusstsein der Verbraucher, zum anderen aber an zunehmenden Regulierungsmaßnahmen in den produzierenden Ländern, besonders im Rahmen der Vereinheitlichung von Bestimmungen durch die Europäische Union.

Im Geschmack und in der Lebensmittelhygiene gibt es keine wesentlichen Unterschiede mehr zwischen herkömmlichen und Bioprodukten, die Pestizidbelastung allerdings ist in normalem Obst und Gemüse etwa zehnmal so hoch wie in Bioprodukten.

Absolut ist die Belastung dabei aber immer noch so gering, dass sie durchweg die Gesundheit nicht beeinträchtigt.

Botoxpartys
ersparen den Arztbesuch

Mit **Botulinumtoxin** lassen sich mimische Falten sehr gut behandeln. Botulinumtoxin ist in den benutzten Konzentrationen absolut nicht giftig, setzt beim Anwender aber einige Kenntnisse voraus.

Die Anwendung von Botox gehört in die Hände eines erfahrenen Arztes. Man sollte durchaus den Anspruch stellen, dass ein Arzt mindestens drei Jahre Erfahrung mit dem Produkt vorweisen kann. Außerdem sollte der Arzt schon im Vorgespräch klar zum Ausdruck bringen, dass bei kombinierten Falten nur der mimische Anteil verschwindet. Der Anteil der Falten, der sich schon eingegraben hat, wird jedoch verbleiben. Diesen Anteil kann man ermessen, wenn man maximal entspannt in den Spiegel schaut. Die dann noch vorhandenen Falten haben sich schon «eingefurcht», reagieren also nicht mehr auf die muskuläre Lähmung, die Botox bewirkt. Wer wirklich perfekte Ergebnisse möchte, sollte sicherheitshalber nur die obere Gesichtshälfte behandeln lassen. Die Muskulatur der unteren Gesichtshälfte ist funktional zu wichtig, sie sollte man auf keinen Fall aufs Spiel setzen.

Bei einer guten **Beratung** zur Botoxbehandlung sollten vorher folgende Umstände angesprochen werden:

1. Die Behandlung beseitigt in keinem Falle die schon fest im Relief der Haut eingegrabenen Faltenanteile. Was bleibt, wenn man entspannt in den Spiegel schaut, das bleibt einem auch nach der Behandlung erhalten.
2. Die zentralen Mimikfalten, fälschlich auch als «Zornesfalten» gesehen, haben ihre Ursache fast immer in einer nur ungenügend korrigierten Kurzsichtigkeit. Kaum etwas ist schwieriger als das korrekte und gefühlvolle Anpassen einer Brille! Trotz aller Technik nimmt die Zahl schlecht angepasster Sehhilfen zu.

Gerade bei Botulinumtoxin gilt, dass billig schnell teuer werden kann. Präparat, Konzentration und Menge können variieren, und wer zu sehr auf den Preis schielt, bekommt auch nur minderwertige Qualität für sein Geld. Dann muss viel früher nachgespritzt werden, was bekanntlich nicht ganz ohne Schmerzen abläuft.

Gesunde **Bräune** mit Karotten

Um der erstrebten Bräune mit natürlichen Mitteln nachzuhelfen, wird **Beta-Karotin** empfohlen. Die Einnahme von Karotin ist aber nur bedingt möglich:

Beta-Karotin aus rohen Möhren wird leider nur zu zehn Prozent vom Körper aufgenommen, man müsste pro Tag schon fünf Kilogramm Karotten essen, um dadurch seinen Hautton zu ändern.

Guten Appetit!

Cellulite lässt sich einfach wegcremen

Die Zahl der angeblichen Behandlungen gegen Cellulite ist so groß wie die Verzweiflung der davon betroffenen Frauen.

Doch ist es inzwischen Gott sei Dank wirklich möglich geworden, den direkt unter der Haut gelegenen cellulitischen Fettdepots beizukommen. Man nutzt hierzu eine aufwendige Kombination aus Diät, Sport und einer apparativen Vakuum-Saug-Druckmassage. Diese trägt den Namen **Dermotonie** und muss von speziell geschulten Kräften durchgeführt werden. Das Gerät entwickelt dabei für schmerzlose Sekundenbruchteile Kräfte, die einem Druck in siebzig Meter Tiefe entsprechen, und seine Wirkung gelangt bis zu acht Zentimeter unter die Haut.

Kommt es da nicht einem Weltwunder gleich, wenn eine neue Creme verspricht, Cellulite ließe sich einfach wegcremen und man könne sich den ganzen Aufwand sparen? Eine gewisse Gutgläubigkeit der Verbraucher ist in dieser Werbeaussage mit Sicherheit fest einkalkuliert.

Cellulite wird durch Fettabsaugen beseitigt

Die sogenannte «Cellulite» ist ein bereits seit Jahrhunderten bekanntes Phänomen. Die unerwünschten Dellen und Falten betreffen meist schon jüngere Frauen.

Verantwortlich für die «Matratzen-» oder «Orangenhaut» ist ein Zusammenspiel hormoneller Faktoren, durch die sich in den betroffenen Arealen ein Nebeneinander von Vorwölbungen und Einstülpungen in der Haut bildet. Cellulite kommt fast ausschließlich bei Frauen vor, denn eine ihrer wesentlichen Ursachen ist der Aufbau des weiblichen Unterhautgewebes, der sich von dem der Männer unterscheidet:

Bei beiden Geschlechtern besteht das Unterhautgewebe im Wesentlichen aus Binde- und Fettgewebe. Beim Mann überkreuzen sich die Bindegewebsfasern scherenartig und bilden so ein Gerüst. In dieses Gerüst werden die Fettzellen stabil eingelagert und können sich nicht ausdehnen. Bei der Frau hingegen ist das Unterhautgewebe so angelegt, dass es sich bei einer Schwangerschaft ausdehnen kann. Die Fasern im weiblichen Körper sind deshalb nicht scherenartig vernetzt, die großen Fettspeicherzellen liegen nebeneinander und sind nur von wenig Bindegewebe umschlossen. Außerdem werden die elastischen und kollagenen Bindegewebsfasern hormonell bedingt ab dem 30. Lebensjahr dünner und verlieren ihre Festigkeit. Das erklärt, warum Cellulite in dieser Altersgruppe gehäuft auftritt.

Manche Chirurgen empfehlen eine Fettabsaugung als probates Mittel gegen dieses ästhetische Problem. Leider völlig zu Unrecht. Bei einer Fettabsaugung werden im

Bereich von Hüfte und Gesäß mittlere und tiefe Fettdepots abgesaugt. Das von Cellulite veränderte Gewebe liegt jedoch viel höher, nämlich in der obersten Unterhaut, also direkt unterhalb der dünnen Haut. Dort kommt eine Absaugungsnadel aber niemals hin. Sie gleitet entweder am Bindegewebe ab oder durchsticht gleich die Haut.

In der Regel hängt nach einer Fettabsaugung bei Cellulite die Haut noch schlaffer und faltiger über dem reduzierten Fettgewebe, sodass die feinen Dellen jetzt durch noch größere Aussackungen ergänzt werden.

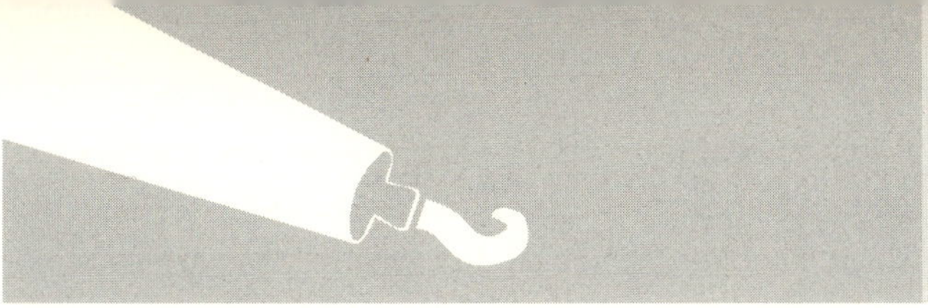

Das **Dekolleté** wird mit Cellulitecreme schöner

Ein heißer Tipp in manchen Kreisen empfiehlt, ein fahles und leicht faltiges Dekolleté durch Auftragen einer «Anticellulitecreme» aufzufrischen. Sinnvoll ist diese Methode zur Verschönerung des Dekolletés aber nicht. Solche Cremes enthalten zwar **Koffein**, das die Durchblutung fördern soll. Die empfindliche Haut des Dekolletés reagiert darauf jedoch nur mit starker Rötung – und damit wäre genau das Gegenteil des gewünschten Effekts erreicht.

Außerdem spricht gegen solche Cremes, dass sie keine Pflegestoffe enthalten.

Pulvernahrung kann eine **Diät** ersetzen

Im Kampf um körperliche Attraktivität zählt jedes Kilo. Hierzulande hat deshalb schon jede zweite Frau und jeder dritte Mann eine Diät zur Gewichtsreduktion durchgeführt.

Zur Unterstützung werden uns gerne hilfreiche Pülverchen angeboten, mit denen Abnehmwillige dann eine oder zwei Mahlzeiten am Tag ersetzen sollen. All diesen freiverkäuflichen Mitteln ist gemeinsam, dass ihnen **Zucker** zugesetzt wurde, damit sich Diabetiker nicht aus Versehen damit umbringen.

Um aber wirklich Fette abzubauen, ist es zwingend nötig, den Blutzuckerspiegel bis ganz auf null herunterzufahren. Erst dadurch schaltet der Körper auf Reserve um und verwandelt Fette in Zucker.

Pulvernahrung hilft also nicht wirklich bei der Gewichtsreduktion. Streng genommen verhindert sie geradezu den Fettabbau.

Regelmäßiges **Entschlacken** ist gut für die Gesundheit

Die Vorstellung, dass eine Entschlackung, zum Beispiel durch Fasten, zur Beseitigung schädlicher Ablagerungen im Körper führe, resultiert zum Teil aus mythisch-religiösen Motiven.

Es gibt keinen Beweis, dass eine regelmäßige Entschlackung tatsächlich zur Ausschwemmung angesammelter Rückstände führt. Die einzigen Ablagerungen im Körper, die sich nachweisen lassen, bildet das schädliche **LDL-Cholesterin**, und das lässt sich eher durch eine Ernährungsumstellung bekämpfen.

F

Mit einem **Facelifting** forever young

In der Damenwelt Asiens besteht die Tendenz, die Mandelaugen begradigen zu lassen, in den Städten des Westens hingegen tauchen immer mehr Damen mittleren bis gehobenen Alters mit leichten Schlitzaugen auf, die sie einem Facelifting verdanken.

Dabei gibt es nur sehr wenige Fälle, in denen die Haut wirklich so schlaff und grobfaltig über dem Gesichtsknochen hängt, dass ein Lifting die einzige Möglichkeit darstellt, daran etwas zu ändern. Es gibt durchaus verschiedenartige Techniken zur Straffung der Gesichtshaut, bei allen angebotenen Methoden sollte man sich aber über eines völlig im Klaren sein: Verantwortlich für das Erschlaffen der Haut ist der genetische und altersbedingte Elastizitätsverlust der Haut (s. «Falten», S. 34, «Faltencremes», S. 37).

Wird die Haut nun operativ bis an ihre Grenze gedehnt, gibt sie bald wieder nach, ein Folgeeingriff ist also schon programmiert. Leider kann man dieses Spiel nicht unendlich weiterspielen, denn bei jeder Straffung ändert sich die Spannungsverteilung der Haut. So entsteht das typisch nach hinten gezerrte «Alien-artige» Gesicht, außerdem bilden sich nach und nach neue, völlig unnatürliche Falten an ganz ungewöhnlichen Stellen.

Den guten **Facharzt** erkennt man immer an Zusatzbezeichnungen

Die durch Prüfungen erworbenen, gesetzlich festgelegten Facharztbezeichnungen und Zusatzbezeichnungen sollen bei den verschiedenen Spezialdisziplinen eigentlich für Transparenz sorgen.

Leider ist das aber keineswegs immer der Fall, denn relativ frei von objektiven Kriterien schreibt die Mehrheit der Ärzte vor, welche Qualifikationsbezeichnungen die Minderheit führen darf – oder auch nicht. So wehren sich zum Beispiel mit Erfolg große Fachgruppen gegen die Einführung der Zusatzbezeichnung «Lasermedizin», weil sie sehr genau wissen, dass sie die dann geforderten Qualifikationen nicht mehr erbringen können.

Nur so lässt sich überhaupt erklären, warum zum Beispiel Mediziner ohne Fachqualifikation als Dermatologen und ohne jede Sonderqualifikation Laserbehandlungen der Haut durchführen, obwohl sie die Hautveränderung, die sie gerade behandeln, oft nicht einmal benennen, geschweige denn einschätzen können.

Aber selbst innerhalb einer Fachgruppe gibt es subtile und zum Teil skurrile Unterscheidungen: So kann sich jeder als «plastischer Chirurg» bezeichnen. Übrigens ist auch jeder auf Wunsch sein eigener «Chefarzt» – die Kombination ist ebenfalls erlaubt.

Davon zu unterscheiden ist der «**Facharzt für plastische Chirurgie**», der sein Metier wirklich gelernt hat. Bei einem Arzt, der die Zusatzbezeichnung «**plastische Operationen**» führt, hat man es mit so etwas wie einem Gesellen auf diesem Gebiet zu tun. Dank herrschender

Mehrheiten in der Ärzteschaft bekommen HNO-Ärzte diesen Gesellenstatus relativ leicht, nicht jedoch die Gruppe, in der die meisten Operationen pro Arzt in diesem Bereich durchgeführt werden: die Hautärzte.

Der Begriff «**ambulante Operationen**» weist lediglich auf das Vorhandensein technischer Einrichtungen zum Operieren hin, unabhängig von Qualifikationen des Operateurs.

Ein **Fadenlifting** macht das Unmögliche möglich

Bei dem sogenannten «Fadenlifting» werden Goldfäden in das Gesichtsgewebe eingezogen. Sie sollen die Haut definiert straffen und von Falten befreien.

Das behaupten zumindest manche Schönheitschirurgen.

Fakt ist: Die Fäden erleiden bei Mimikbewegungen Ermüdungsbrüche, wandern durch die Haut und lösen Abwehrreaktionen sowie Entzündungen aus.

Eine solche Behandlung sollte man sich daher zweimal überlegen (s. «Falten», s. unten).

Falten kann auch die Kosmetikerin unterspritzen

Zur Beseitigung von Falten kommt die Unterspritzung mit **Hyaluronsäure** oder **Polymilchsäure** in Betracht. Geeignet sind beide Substanzen, Hyaluronsäure ist als Unterspritzungsmaterial besonders populär, allerdings ist es ausschließlich für feine und feinste Fältchen geeignet, nicht jedoch für große Falten wie zum Beispiel die Nasolabialfalten.

Entgegen den Behauptungen mancher Behandler, die diese Therapien verkaufen wollen, hält ein zufriedenstellender Effekt nicht wesentlich länger an als durchschnittlich sechs Wochen. Wer das berücksichtigt und sich trotzdem dafür entscheidet, für den ist die Methode durchaus gut.

Eines muss man bei dieser Entscheidung allerdings unbedingt beachten: Die Unterspritzung von Falten ist eine Operation, und eine Operation sollte man niemals von einer Kosmetikerin durchführen lassen!

Auch wenn sich Kosmetikerinnen formal zu «Heilpraktikerinnen» aufschulen lassen können, um die Eingriffe selbst durchführen zu dürfen. Für diese Bezeichnung nutzen sie eine Gesetzeslücke, denn um sich so nennen zu dürfen, reicht schon ein Wochenende Ausbildung, die dann in vielen Fällen auch noch von der Vertreiberfirma des Unterspritzungsmaterials gesponsert wird.

Diese Minimalqualifikation reicht aber weder aus, um im Einzelfall Risikofaktoren einschätzen zu können, die eine Abstoßung oder Knötchenbildung begünstigen, noch um leichtere Komplikationen wie eine Wundinfektion behandeln zu können. Ganz zu schweigen von schwereren Komplikationen wie einem allergischen Schock. In problematischen Fällen kann es deshalb zu lebensbedrohlichen Situationen kommen!

Die Unterspritzung mit Hyaluronsäure ist nicht zu verwechseln mit der «Einschleusung von **Hyalurongel**», mit der manche Kosmetikerin ihre Kunden beglückt. Diese Methode ist völlig wirkungslos.

Wird bei der Unterspritzung **Polymilchsäure** verwendet, hält die Wirkung länger an als bei Hyaluronsäure. Dieses Material ist jedoch eher für grobe Falten geeignet und gehört in die Hand eines echten Spezialisten, weil es sehr schwierig in der Anwendung ist. Der behandelnde Arzt sollte deshalb nachweislich seit mindestens drei Jahren Erfahrung mit diesem Produkt haben.

Falten sind nicht zu vermeiden

Wer schon diverse Hautverjüngungsprodukte ausprobiert und das Stichwort «Faltencremes» in diesem Buch liest (s. S. 37), könnte zu dem Schluss kommen, es sei unmöglich, etwas gegen Falten zu tun. Erfreulicherweise ist das so nicht ganz richtig. Es ist durchaus möglich, die Neubildung von Falten in der Zukunft zu verlangsamen.

Am besten eignet sich dazu eine ganz leichte Pflege mit einem **Lichtschutz**, um damit bestimmte schädigende, durch Licht verursachte Moleküle, die «**freien Radikale**», zu reduzieren. Dadurch vermindert man den oxidativen Stress der Zellen, der letztendlich die Faltenbildung verursacht.

Leider gibt es aus technischen Gründen noch keinen Lichtschutz, der ganz ohne austrocknende «Filmbildner» auskommt (s. «Alltägliche Gesichtspflege», S. 16, «Lippenpflege», S. 75), sodass man mit der Lichtschutzpflege wirklich sehr sparsam umgehen sollte.

Ein Lichtschutzpräparat kann natürlich nur einen Teil

der schädlichen Radikalbildung verhindern. Die dennoch unvermeidlich eingetretenen Lichtschäden behandelt man deshalb am besten zusätzlich von innen, indem man abends einen Radikalfänger einnimmt, der die **Vitamine C** und **E**, **Oligomere Procyanidine** (OPCs), **Lycopin** und **Selen** enthält. Diese Stoffe verzögern nachweislich das durch Oxidation bedingte Altern der Haut. Auch eine Tasse grüner Tee hat eine solche antioxidative Potenz.

Die orale Einnahme von **Vitamin A** soll den Kollagenabbau verlangsamen und gleichzeitig den Neuaufbau von Kollagen im Gewebe beschleunigen. Ergänzend kann man noch **isoflavon**haltige Produkte einnehmen. Auch diese reduzieren den oxidativen Stress, wenn auch in geringerem Maße.

Zieht man alle oben aufgeführten Register, altert die Haut deutlich langsamer.

Faltencremes glätten die Haut

Was ihr Äußeres angeht, sind manche Frauen etwas unsicher, andere einfach nur sehr perfektionistisch. Diesen Umstand macht sich eine aggressive allgegenwärtige Werbung zunutze und suggeriert den Konsumentinnen, sie müssten nun doch bitte endlich gegen die Zeichen der Hautalterung arbeiten. Zu diesem Zweck bräuchten sie nur das beworbene Produkt zu kaufen, das auf wunderbare Weise – quasi über Nacht – das wahre Hautalter wieder zurückdrehen könne.

Solche Produkte enthalten meist geringe Säuren, die eine leichte Entzündung auslösen, damit eine diskrete

Hautschwellung verursachen und so eine kurzzeitige Hautstraffung vorspiegeln. Weitergehende Wirkungen sind aufgrund der nur gering zugelassenen Konzentrationen nicht zu erwarten.

Wie gezielt das Marketing sowohl mit den Ängsten, aber auch dem Halbwissen der Verbraucher spielt, sei hier am Beispiel sogenannter Kollagencremes erläutert.

Dass man mit **Kollagen** Falten unterspritzen und so angeblich für längere Zeit fernhalten kann, gilt bei informierten Beautyexpertinnen als Tatsache. Schade nur, dass das so schmerzt! Wie unglaublich angenehm fügt es sich da doch, dass man dasselbe neuerdings auch schmerzfrei mit Hilfe einer Creme erreichen können soll. Und welch ein Zufall, dass diese auch noch verpackt ist in etwas, das wie eine Spritze aussieht! Was viele jedoch nicht wissen: Das Kollagen ist als Molekül viel zu groß, um durch die Hautbarriere zu schlüpfen.

Wissenschaftlich ebenso wenig bewiesen ist die faltenreduzierende Wirkung anderer Substanzen. Zauberkräfte werden folgenden Wirkstoffen zugeschrieben:

Vitamin A kurbelt die Zellteilung an, sodass sich Hornschüppchen auf der Haut schneller lösen. Dadurch soll die Haut glatter und gleichmäßiger wirken. Das schwer zu lösende Problem dabei ist nur, das gegen Licht und Sauerstoff äußerst labile Vitamin A in die Cremes zu bringen und dort stabil zu halten.

Dem **Coenzym Q** wird eine Schutzwirkung gegen schädigende freie Radikale nachgesagt. Allerdings brauchen wir es überhaupt nicht zusätzlich in Cremeform, da wir es im Körper in reichlichem Maße selbst herstellen. Im Übermaß wirkt es sogar giftig.

Fett macht fett

Die Behauptung, Fett mache fett, erscheint auf den ersten Blick zwingend logisch. Leider ist die Realität komplizierter. Eine Studie an der Universität Harvard weist nach, dass im Vergleich zweier Diätgruppen die Gruppe, deren Nahrung bei sonst gleicher Kalorienzufuhr einen höheren Fettanteil enthielt, nämlich 35 Prozent, deutlich schneller abnahm als die Gruppe, deren Nahrung nur 20 Prozent Fett enthielt. Außerdem hielten in dieser Gruppe mehr als doppelt so viele Patienten die Diät durch.

Das Fazit: Offenbar ist ein Gesamtfettanteil der Ernährung von unter 20 Prozent nur sehr schwer zu ertragen.

In der Gruppe mit fettarmer Ernährung wurde übrigens auch weniger Grünzeug gegessen – wie es aussieht, schmeckt das so ganz ohne Fett wohl auch schlechter.

Fett wird erst nach 30 Minuten Training abgebaut

Diese Vorstellung ist Gott sei Dank falsch! Bei einem Ausdauertraining wie dem Joggen verbrennt man schon von Anfang an Fett. Wie viel Fett verbrannt wird, hängt dabei ausschließlich von der Intensität der Belastung ab.

Fett wird nur bei hoher Leistung verbrannt

Hartnäckig hält sich bei Hobbysportlern die Überzeugung, der Körper verbrenne Fett erst ab einer gewissen Leistung. Dabei ist durchaus das Gegenteil der Fall. Übertreibt man es mit dem Training und gerät man aus der Puste, schaltet der Körper zwangsweise auf die sauerstoffunabhängige Verbrennung von Kohlenhydraten um. Dann bleibt einem das Fett also trotz aller Anstrengungen erhalten.

Für die reine Fettverbrennung ist es deshalb am besten, sich immer nur so weit zu belasten, dass man nicht außer Atem gerät. Am effektivsten für die Fettverbrennung wäre demnach ein täglicher flotter Spaziergang von mehreren Stunden.

Zu viel **Fett** führt zur Verkalkung

Um diesen Zusammenhang zu beleuchten, muss man sich die Art der zugeführten Fette genau ansehen. Dabei fällt auf, dass wichtiger als die zugeführte Menge an Fetten deren Zusammensetzung ist: Ein gesunder Organismus benötigt **Omega-6-** und **Omega-3-Fettsäuren** etwa im Verhältnis 2,5 zu 1.

Omega-6-Fettsäuren nehmen wir heute sehr reichlich mit Getreideprodukten zu uns. Dadurch geraten die Omega-3-Fettsäuren anteilig ins Hintertreffen und können nur noch schlecht verarbeitet werden. Als Folge davon steigen die Anteile des «schlechten» **HDL-Cholesterins** an.

Durch die vermehrte Zufuhr von Wild, Seefischen, Nüssen, Sprossen und Rapsöl hingegen spielen sich die Omega-3-Fettsäuren wieder nach vorne, was eine verstärkte Bildung von «gutem» **LDL-Cholesterin** bewirkt.

Verschieben sich die Blutfette jedoch zugunsten des LDL-Cholesterins, wirkt sich das schützend auf Herz, Gefäße und Haut aus. Deshalb ist die Annahme, zu viel Fett würde zur Verkalkung führen, ein Irrtum.

Bei **fettiger Haut**
sollte man sich häufiger waschen

Angeblich soll man sich bei fettiger Haut häufig das Gesicht waschen. Das stimmt jedoch absolut nicht. Wer versucht, die Haut so zu regulieren, bewirkt meist das genaue Gegenteil: Zu viel Wasser und Seife trocknen die Haut aus und führen dazu, dass die Talgdrüsen zum Ausgleich mehr Fett produzieren, um den abgewaschenen Hauttalg zu ersetzen. Die Haut wird dadurch langfristig gesehen also immer noch fettiger.

Es gibt jedoch leichte Cremes, die Sabalwurzelextrakte enthalten, was die Überfunktion der Talgdrüsen leicht dämpft.

Feuchtigkeitslotionen
helfen gegen trockene Haut

Durch Umweltfaktoren und vor allem jahreszeitlich durch Heizungsluft bedingt, braucht die Haut durchaus Unterstützung, damit sie nicht austrocknet. Allerdings begegnen uns auch im Bereich der Körperpflege, genauer gesagt bei den «Feuchtigkeitslotionen», wieder die unter «Lippenpflege», «Alltägliche Gesichtspflege» und «Allroundcreme» (s. S. 75 und 16) beschriebenen «Filmbildner».

Hier sind sie oft umschrieben mit lateinischen Namen wie **Paraffinum**, **Palmitat**, **Oleum**, **Stearyl**, **Cetearyl**, **Cera** oder **Triglyceride**. Manchmal tauchen diese Bezeichnungen sogar in abgewandelter Form im Markennamen auf, wie zum Beispiel als **Lanolin** oder **Cera** bei einem Hersteller, bei dem fast die gesamte Produktpalette auf Wollwachsalkoholen basiert.

Wie wenig sinnvoll die Verwendung solcher Stoffe ist, lässt sich auch aufgrund folgender Tatsache ermessen: Der Wirkstoff, der letztendlich für das Einschleusen der Feuchtigkeit in die Haut verantwortlich ist, heißt **Harnstoff** oder **Urea**.

Allgemein gelten vier Prozent Urea als optimal, weil höhere Konzentrationen lediglich mehr brennen, aber nicht mehr bringen.

Um an der Hautoberfläche eine Wirkung von etwa vier Prozent zu entfalten, müssen die Hersteller mit bis zu zehn Prozent in einer Lotion arbeiten, wenn das Produkt Wollwachs enthält, das einen Abschirmeffekt hat. So manches Produkt ist auf der Basis von Stoffen hergestellt, die einen Teil der Ureamoleküle blockieren, weil sie einen undurchdringlichen Film bilden.

Ein ideales Produkt enthält deshalb Urea in einer Konzentration von vier Prozent in einer wasserreichen und filmbildnerfreien Lotion.

Aber natürlich werden diese filmbildenden Stoffe nicht ganz grundlos benutzt: Sie sind preiswert in der Herstellung, suggerieren auf Anhieb eine phantastische Hautglättung, weil die «Problemhaut» überdeckt wird. Und sie machen langsam, aber sicher abhängig. Denn kommt man auf die Idee, diese Stoffe wegzulassen, fängt die Haut sofort an zu spannen. Der Verbraucher, der für dieses Phänomen eine Erklärung sucht, wird beschwichtigt mit dem Mythos, die Haut werde eben im Alter immer trockener. Dabei lässt dieser Effekt nach etwa vier Wochen ganz von selbst nach und ist nach sechs Wochen in der Regel verschwunden (s. «Pflegeöle», S. 86).

Fleisch verursacht Krebs

Die Annahme, dass Fleisch die Entstehung von Krebs fördert, gilt so pauschal inzwischen als falsch. Mittlerweile halten die meisten Nahrungsmittelexperten Fleisch für unbedenklich, wenn es nicht zu scharf angebraten oder gepökelt wird, wobei **Nitrit** entsteht.

Nitrit ist allerdings unbestritten krebsfördernd, weshalb also unbedingt auf eine schonende Fleischzubereitung zu achten ist.

Einen Unterschied macht auch die Fleischqualität. Auf der Speisekarte sollte daher eher «weißes» Fleisch wie Pute, Kalb oder Huhn stehen.

Um die **Omega-Fettsäureanteile** (s. «Fett», S. 39 ff.) im Gleichgewicht zu halten, wird generell nur Fleisch aus artgerechter Haltung empfohlen, da diese Tiere hauptsächlich mit Grünfutter ernährt werden, was das Fleisch gesünder macht.

Und natürlich macht auch hier die Menge den entscheidenden Unterschied. So isst jeder Deutsche im Schnitt mit über 60 Kilogramm im Jahr eindeutig zu viel Fleisch. Im Sinne einer gesunden Ernährung sollte man den Konsum auf zwei bis drei Mahlzeiten pro Woche beschränken.

Ein **Fruchtsäurepeeling** kann die Kosmetikerin genauso gut machen

Fruchtsäurehaltige Pflegeprodukte sind aufgrund der geringen Konzentrationen, die darin enthalten sind, nur sehr begrenzt wirksam. Die Säurekonzentration ist vom Gesetzgeber begrenzt worden, nachdem es wegen nicht fachgerechter Anwendung zu einigen Unfällen gekommen war.

«Säurepeelings», wie sie von Kosmetikerinnen angewandt werden, bewirken rein gar nichts – außer einer leichten Entzündung und einer mehr oder minder starken Abschilferung der oberflächlichen Hautschichten. Peelings mit höheren Konzentrationen, mit denen sich dann Wirkungen wie Tiefenreinigung, Pigmentangleichung und Hautverfeinerung erzielen lassen, dürfen nur von Hautärzten angewendet werden.

Entscheidend für den Erfolg der Behandlung ist, das richtige Peeling auszusuchen, denn es gibt bei der Gesichtshaut die unterschiedlichsten Mischzustände, die man nur mit viel Erfahrung erfassen kann. Außerdem gibt es bei der Wahl des Peelings eine Regel, die für den Laien paradox klingen mag:

Je schwächer die oberflächliche Abschilferung, desto größer und tiefgreifender ist die Wirkung bei Unreinheiten und Akne.

Mit dieser Regel lassen sich «Blender-Peelings» entlarven, die durch starke oberflächliche Abschilferung starke Wirkung suggerieren, in der Tiefe jedoch eigentlich gar nichts verändern.

Ein Fruchtsäurepeeling wirkt – in Verbindung mit einer depigmentierenden Vorbehandlung – auch sehr gut gegen hellbraune Gesichtsflecken, die «**Chloasmen**». Sollte ein(e) Behandler(in) jedoch behaupten, mit einem Fruchtsäurepeeling Falten mindern zu können, sollte man aufstehen und gehen.

Eine wirksame Behandlung von Falten ist nur mit anderen Techniken möglich, deren Vorzüge und Nachteile an anderer Stelle beschrieben werden (s. «Falten kann auch die Kosmetikerin unterspritzen», S. 34, «Falten sind nicht zu vermeiden», S. 36, «Botoxpartys ersparen den Arztbesuch», S. 23, «Laserpeeling», S. 72 f., «Sonnencreme», S. 100).

G

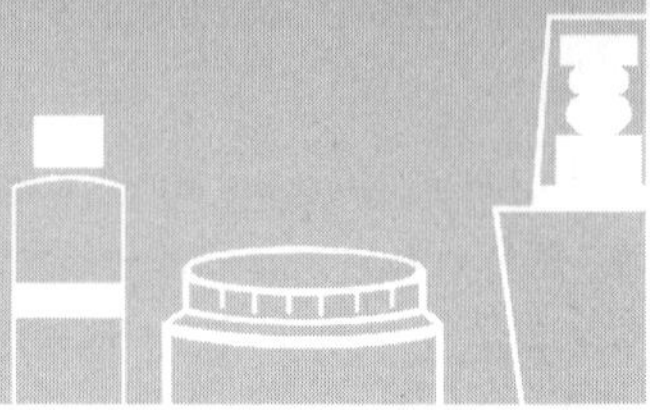

Gesichtsäderchen müssen mit dem Laser beseitigt werden

Rosacea- oder **Couperose**äderchen im Gesicht werden unter anderem durch falsche Pflege erworben (s. «Alltägliche Gesichtspflege», S. 16, «Allroundcreme», S. 15, «Lippenpflege», S. 75, «Feuchtigkeitslotionen», S. 41). Geht man damit zum Hautarzt, wird man meist zu hören bekommen, diese könne man nur lasern.

Sicherlich sind nach einer solchen Therapie die Äderchen erst einmal weg. Tatsache ist aber auch, dass sie relativ schnell wiederkommen werden, wenn sie nicht ursächlich behandelt werden.

Bei der ursächlichen Behandlung wird eine antibiotische Creme aufgetragen, die die für die Entzündung verantwortlichen Fremdkeime beseitigt, gleichzeitig werden alle filmbildenden Cremes abgesetzt.

Dieser Entzug wird dazu führen, dass die Haut zunächst sehr spannt und brennt, weil die Eigenproduktion des Schutzmantels ja über die Jahre eingestellt wurde und die Haut nun auf diese Art nach den gewohnten, von außen aufgetragenen, Filmbildnern verlangt.

Dieses Entzugsphänomen dauert aber nur etwa vier Wochen an, und es lässt sich gut abmildern, indem man zusätzlich zur antibiotischen Creme eine leichte Gelcreme mit maximal sieben Prozent Fett aufträgt. Darüber hinaus sollte nichts weiter auf die Haut kommen, um das «Wiederanspringen» der Eigenproduktion der Haut nicht zu gefährden.

Mit diesen Maßnahmen lässt sich verhindern, dass sich die Äderchen weiterentwickeln, beseitigen lassen sie sich aber leider so noch nicht. Damit sich diese Äderchen definitiv zurückbilden, bedarf es einer besonderen Behandlung, die in darauf spezialisierten Hautarztpraxen durchgeführt wird. Dabei wird eine Maske mit einer bestimmten Kombination gefäßaktiver Substanzen aufgetragen in Verbindung mit einer speziellen Bindegewebsmassage und Lymphdrainage. Ergänzend soll zu Hause das Gesicht mit einer Gesichtsmassage behandelt werden, die in der Praxis unterrichtet wird.

Mit dieser Therapie verschwinden in der Regel bis zu 90 Prozent der Rötungen wieder. Nur einzelne sehr dicke Gefäße, die möglicherweise übrig bleiben, können dann mit dem Laser entfernt werden.

Gesichtsgymnastik verhindert Falten

Falten entstehen in der Regel durch eine ausgeprägte Mimik. Die zunächst noch beweglichen «Mimikfalten» graben sich nach einiger Zeit dauerhaft ein, verändern die Struktur des darunterliegenden Bindegewebes und bilden Einkerbungen. Extremes Mienenspiel führt deshalb zwangsläufig zu mehr Linien im Gesicht und nicht zu weniger. Wer zum Beispiel den Mund «spitz-breit-spitz» verzieht, fördert die Vertiefung der Nasolabialfalten.

Ein weiterer Grund für die Entstehung von Falten ist das altersbedingte Erschlaffen des Bindegewebes in Verbindung mit der Abnahme der Fettpölsterchen im Gesicht. Dagegen kann eine Gesichtsgymnastik gar nichts ausrichten (s. «Falten», S. 34 ff.).

Mit einem fröhlichen Lächeln können wir Fältchen jedoch als Ausdruck unseres Charakters akzeptieren, anstatt uns nur darüber aufzuregen.

Gesunde Ernährung ist doch ganz einfach!

Bei einer Untersuchung zur Gewichtsreduktion gaben zwei Drittel einer Diätgruppe als Motivation für die Gewichtsabnahme an, sie würden sich schlanker attraktiver fühlen, und es sei ihnen wichtig, wieder in eine kleinere Kleidergröße zu passen. Das betrifft offenbar besonders Frauen. Unabhängig vom Geschlecht gilt aber: Wer körperlich attraktiv sein will, kommt um eine richtige und gesunde Ernährung nicht herum!

Die Wirklichkeit sieht jedoch ganz anders aus: 60/40/20 sind nicht etwa die Idealmaße aller Deutschen, sondern der prozentuale Anteil übergewichtiger Männer, Frauen und Kinder. In Sachen Übergewicht ist Deutschland damit leider klarer Weltmeister.

Fast die Hälfte aller Frauen hat deshalb schon mindestens eine Diät ausprobiert, um abzunehmen. Doch die Ergebnisse sind oft niederschmetternd: Bei mehr als der Hälfte aller Diätversuche wurde die Plagerei nicht mit Erfolg belohnt. Nur ein Drittel aller Abnehmwilligen gab an, bei der letzten Diät dauerhaft abgenommen und das neue Gewicht einige Zeit gehalten zu haben.

Auf dem weiten Weg zur gesunden Ernährung lauern viele Stolpersteine. Ein Dickicht von Fehlinformationen, falschen Überlieferungen und traditionellen Vorurteilen erschwert, was auf den ersten Blick doch so einfach erscheint (s. «Fett macht fett», S. 39, «Kohlenhydrate machen nicht dick», S. 66).

H

Glänzendes **Haar** mit 100 Bürstenstrichen

100 Bürstenstriche für glänzendes Haar? Omas Pflegerezept ist nicht ganz verkehrt. Allerdings regen die Bürstenstriche auch die Durchblutung der Kopfhaut an, die dadurch mehr Talgfett produziert. Qualitativ minderwertige Bürsten können die Schuppenschicht der Haare aufrauen – Spliss und Haarbruch wären die Folge (s. «Spliss», S. 102).

Es empfiehlt sich daher, die Haare lieber morgens und abends einmal durchzukämmen. Das richtet die Haare aus, glättet die Schuppenschicht, und die Haare glänzen wieder, weil sie das Licht besser reflektieren.

Dieses alte Pflegerezept stammt übrigens aus der Zeit, als Frauen ihre Haare nicht wuschen, sondern Veilchenpulver als Trockenshampoo benutzten. In diesem Falle war nachträgliches Striegeln natürlich sinnvoll.

Quark macht **Haare** stark!

Ein beliebter Tipp, der von Großmutter zu Enkelin weitergegeben wird, preist die Vorzüge einer wöchentlichen Haarkur mit Quark.

Abgesehen von der Schmiererei bringt diese Prozedur rein gar nichts: Haare sind totes Gewebe, sie können keine verschönernden Stoffe mehr aufnehmen. Dafür trocknen die Haare durch die langsame Verdunstung des im Quark enthaltenen Wassers noch zusätzlich aus.

Wird dann der festgetrocknete Quark ausgewaschen, setzt man seine Haare einer so starken Schädigung durch waschaktive Substanzen aus, dass selbst jeder positive Effekt, den man sich vorstellen mag, spätestens jetzt ins Gegenteil umschlagen wird.

An **Haarausfall** sind die Hormone schuld

Vielen Menschen mittleren Alters, die an Haarausfall leiden, wird gesagt, dies «seien eben die Hormone». Besonders Frauen bekommen das von Gynäkologen oft zu hören. Wahlweise wird dann mit einem Zuviel am männlichen Hormon Testosteron oder einem Zuwenig an weiblichen Östrogenen argumentiert. Zur Behandlung wird dann gern zu östrogenhaltigen Wässerchen gegriffen, deren Wirkung mehr als zweifelhaft ist.

Der Grund für Haarausfall ist, dass – genetisch bedingt – besonders viele **Testosteronrezeptoren** an den Haarwurzeln vorhanden sind, vor allem im Bereich der «Geheimratsecken» und des Hinterkopfs. Deshalb kann es auch bei normalem Testosteronspiegel zu einem erhöhten Haarverlust kommen. Dieser lässt sich leider nur noch mit Hormonblockern behandeln, die mögliche negative Nebenwirkungen haben.

Von **Haarausfall** spricht man, wenn täglich 100 Haare ausfallen

Eine ganze Industrie hat sich auf das Problem des Haarausfalls gestürzt. So werden ebenso sinnlose wie teure Haaranalysen angeboten, gerne von derselben Apotheke, die danach das noch sinnlosere Haarwässerchen verkauft.

Dabei ist die Sache, betrachtet man einmal die Fakten, ebenso kompliziert wie einfach:

1. Teure Haaranalysen in «Speziallaboren» bringen nichts, zumindest nicht dem Kunden.
2. Haarausfall ist definiert als der Verlust von mehr als 400 Haaren am Tage des Haarewaschens, 250 am ersten und 125 am zweiten Tag danach.
3. In über 80 Prozent beruht «Haarausfall» auf psychogenen Wahrnehmungsstörungen.
4. Die Menge abgestoßener Haare variiert generell innerhalb der Normalwerte und ist abhängig von Lebenszyklus und Jahreszeit.
5. Das «männliche Behaarungsmuster» und der «kreisrunde Haarausfall» sind vom «diffusen Haarausfall» abzugrenzen, werden aber beide gerne damit in einen Topf geworfen. Beide Formen lassen sich behandeln.
6. Produkte, die man gegen Haarausfall kaufen kann, kann man auch ebenso gut nicht kaufen.

Sollten Sie der Ansicht sein, an Haarausfall zu leiden, gehen Sie am besten direkt zum Facharzt und meiden Sie teure Fehlkäufe.

Haare färben
ist völlig ungefährlich

Schon immer versuchten Menschen, ihre Attraktivität zu erhöhen, indem sie sich die Haare färbten. Bereits die Ägypter färbten ihr Haar mit Henna, und auch die alten Römer fanden Mittel, die Haarfarbe zu verändern.

Moderne permanente (dauerhafte) und semipermanente Haarfärbemittel enthalten allerdings eine Vielzahl von krebserregenden Inhaltsstoffen. Bewiesen wurde ein Zusammenhang mit Krebserkrankungen von Brust, Blut, Eierstöcken und Harnblase. Eine Studie, die das Gegenteil nachzuweisen versuchte, ließ schon in der Durchführung sehr schwere Mängel erkennen.

Neuerdings entdeckten schwedische Wissenschaftler darüber hinaus bei einer großangelegten Studie, dass jahrelanges Färben auch eine Ursache für Gelenkrheuma sein kann. Welcher Bestandteil der Haarfärbemittel letztendlich für die Rheumaerkrankungen verantwortlich ist, ist noch strittig. Unter starkem Verdacht steht jedoch das **Paraphenylendiamin**, einer der häufigsten Allergieverursacher in Deutschland.

Haareschneiden
fördert das Haarwachstum

Haare wachsen angeblich schneller und dichter, wenn man öfter die Spitzen schneidet – das stimmt leider nicht. Ein frischer Schnitt ergibt mehr Volumen, denn ohne die dünnen und geschädigten Spitzen sehen die Haare voller aus.

Für das Wachstum sind aber die Haarwurzeln zuständig, und die dürften gar nichts von den gekappten Spitzen mitbekommen. Ob die Haarpracht schnell oder langsam wächst, kann man von außen nicht beeinflussen. Als normales Haarwachstum gilt etwa ein Zentimeter pro Monat.

Die **Haut erneuert** sich alle sieben Jahre

Träfe diese leicht mystisch anmutende «New Age»-Weisheit zu, wäre das recht schlimm für unsere «Beauty»!

In Wirklichkeit dauert die komplette Erneuerung aller Zellen der Haut nur etwa ein Jahr. Und auch für die Erneuerung sämtlicher Körperzellen kommt man nur bei einer etwas gewaltsamen Milchmädchenrechnung auf sieben Jahre:

1. Bei einem Neunzigjährigen liegt das durchschnittliche Zellalter etwa bei 15 Jahren.
2. Demzufolge haben sich also im Durchschnitt über 50 Prozent aller Zellen des Menschen nach etwa sieben Jahren regeneriert.
3. Wenn sich im Durchschnitt etwas mehr als der halbe Mensch erneuert hat, hat man also einen «neuen Menschen».

Die in der DNA enthaltene Information bleibt allerdings in allen Zellen immer gleich, alte und neue Zelle sind also immer identisch.

Hormongaben sind das Herzstück jedes «Anti-Agings»

Viele Menschen nehmen als «Anti-Aging»-Maßnahme Hormone zu sich, auch wenn kein echter Mangel an diesen Hormonen bei ihnen vorliegt. So werden zum Beispiel dem **DHEAS** (Dihydroepiandrosteron) folgende Eigenschaften zugeschrieben: Jungerhaltung, gesteigerte Abwehrkraft, Energie und Wohlbefinden, Zunahme der Muskel- bei Abnahme der Fettmasse.

All diese Wirkungen sind am gesunden Menschen jedoch keineswegs bewiesen. Die Einnahme gilt daher als experimentell und kann nicht generell empfohlen werden. Insbesondere besteht keine Klarheit über die langfristigen Wirkungen, wobei besonders ein möglicherweise erhöhtes Brustkrebsrisiko Sorge bereitet.

Ein anderes Produkt, das als Wunderwaffe gegen das Altern gern konsumiert wird, ist das **Melatonin**. Ein Nachlassen der Melatonin-Sekretion im Alter wurde mit Schlafstörungen in Verbindung gebracht, unter denen ältere Menschen häufig leiden. Indem die Melatonin-Werte durch die Zufuhr künstlicher Hormone wieder auf Werte wie in der Kindheit angehoben werden, sollen Schlafstörungen nun einfach zu beheben sein.

Die bisherige Datenlage lässt einen solchen Schluss jedoch noch lange nicht zu, ebenso wenig, wie sie die Behauptung stützen würde, Melatonin könne den Jetlag nach interkontinentalen Flügen beheben. Das «National Institute of Aging» in den USA warnt daher ausdrücklich vor den völlig unbekannten Langzeitwirkungen einer solchen Therapie.

Unstrittig bewiesen ist dagegen die Tatsache, dass die Einnahme von **Testosteron**, dem Eigenschaften wie Muskelaufbau, verstärkte Libido und Potenz sowie männliche Aggressivität zugeordnet werden, ohne einen echten Testosteronmangel mit großer Wahrscheinlichkeit zu Prostatakrebs führen wird.

Es stellt sich in dem Zusammenhang auch die Frage, ob der **Hormonblocker**, den manche Menschen gegen Haarausfall nehmen, uns nicht in ein paar Jahren ebenfalls mit unliebsamen Überraschungen konfrontieren wird (s. «Haarausfall», S. 52).

So zeigte sich bei einer **Hormonpille gegen Akne**, die jahrzehntelang als unbedenklich galt, in Langzeit-Tierversuchen plötzlich, dass sie Lebertumoren verursacht.

Auch die Gabe von **Östrogenen** nach der Menopause halten Fachärzte inzwischen für kritisch. Bevor Östrogen – in der jeweils niedrigstmöglichen Dosierung – verschrieben wird, sollte immer eine eindeutige Diagnose vorliegen. Nutzen und Risiko müssen in jedem Fall sorgfältig gegeneinander abgewogen werden, auch wenn eine ernstere und nicht nur vorübergehende Beschwerde vorliegt. Außerdem müssen sie immer wieder aufs Neue überprüft werden.

Durch diese Hormongaben soll die leichte Knochenentkalkung im Alter vermieden werden. Dass dies zu vermehrten Gelenkschäden führt, weil die künstlich härter gehaltenen Knochen nun nicht mehr mitfedern, war sicherlich nicht im Sinn der Natur, die dies so eingerichtet hat.

Mit Hormonen ist eben keinesfalls zu spaßen!

Hornhautraspeln
macht die Füße zart

Bei der Abtragung von Hornhaut mit einer Hornhautraspel wird die Neuproduktion von Hornzellen in der Haut angekurbelt. Wer sich schöne, glatte und weiche Fußhaut wünscht, erreicht durch starkes Geraspel also genau das Gegenteil.

Die Haut gleicht nämlich durch eine Art Schutzreaktion den mechanischen Verlust mehr als aus. Durch das Abschleifen oder Raspeln züchtet man geradezu Hornhautschwielen, sodass man schon nach kurzer Zeit in einem Teufelskreis gefangen ist. Um sich daraus zu befreien, gibt es mehrere Möglichkeiten:

1. Hornhaut lässt sich durch hochprozentige **Harnstoffsalben** erweichen. Der Harnstoff dringt in die Hornhaut ein und zieht Feuchtigkeit an, durch die die Haut aufquillt und weich wird.
2. Auch **salicylsäurehaltige** Salben tragen Hornhaut ab, indem sie die Hornhaut auf chemischem Wege auflösen.
3. Grobe Hornhautflecken, die sogenannten **Hühneraugen**, entfernt man am besten mit **Salicylpflaster**, welches ruhig einige Tage auf der Haut verbleiben kann. Die Hornhaut lässt sich dann umso leichter mechanisch abziehen.

Bei starker Hornhautentwicklung sollte an erster Stelle die Ursachenforschung stehen: Etwa 85 Prozent aller Schwielen entstehen durch nicht passende Schuhe oder Fußfehlstellungen, bei denen es zu punktuellen Drucküberlastungen kommt.

Diese Überlastungen werden dann von der Haut aufgefangen und abgestützt, indem sie eine Hornhaut ausbildet.

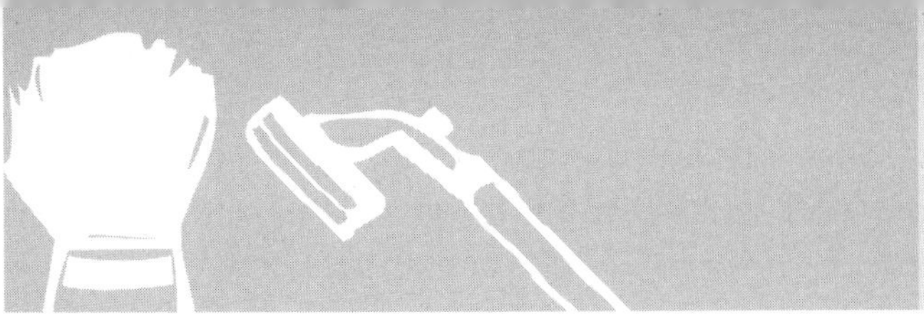

IPL-Geräte entfernen unerwünschte Körperhaare

Glaubt man der aggressiven Werbung für **IPL**-Geräte («Intensed Pulsed Light») oder «Blitzlampen», lassen sich unerwünschte Haare in diversen Körperregionen ganz leicht entfernen.

Welche Gefahren diese Geräte bergen, möchte ich anhand eines realen Beispiels illustrieren: Gut gelaunt kam die Kundin zu ihrer vierten Enthaarungsbehandlung mit «Intensed Pulsed Light» ins Kosmetikstudio. Während der Behandlung verspürte sie plötzlich einen heißen Schmerz und bat die Kosmetikerin, mit der Behandlung aufzuhören. Später am Abend bildeten sich mehrere Zentimeter große Blasen, die trotz Therapie große Narben hinterließen. Dabei galt sie als heller Hauttyp mit dunklen Haaren als besonders geeignet für die Behandlung!

Was macht diese Geräte aber so besonders gefährlich?

Die in der Anschaffung sehr teuren Lasergeräte senden ausschließlich eine einzige Wellenlänge an Licht aus, die mit der Zielstruktur reagieren soll.

Die billigen Blitzlampen hingegen senden trotz vorgeschalteter Filter ein ganzes Lichtspektrum aus. Dieses reagiert außer an der erwünschten Stelle auch mit anderen Hautbestandteilen und kann diese narbig verkochen.

Damit ein Gerät mit möglichst geringen Nebenwirkungen arbeitet, ist außerdem ein kurzer Impuls nötig. Die Impulsdauer ist bei Blitzlampen jedoch etwa eine Million Mal länger als bei ultragepulsten Lasergeräten. Daher kommt es regelmäßig zu Narben.

Bei vielen der sehr günstig angebotenen IPL-Geräte wird – Gott sei Dank – eine Schädigung der Haut vermieden, weil deren Pulsleistung im Endeffekt zu gering ist, um überhaupt etwas zu bewirken. Zudem strahlt das IPL-Licht kreuz und quer aus dem Behandlungskopf heraus, dadurch wird das Gerät noch unberechenbarer und die Behandlung an unebenen Stellen unmöglich, da der Gerätekopf ja direkt aufliegen muss.

«Wir werden an einem Wochenende an dem Gerät geschult», berichtete eine Kosmetikerin. «Von Nebenwirkungen wie Rötungen, Krusten, Pigmentierungen und Narben ist dabei kaum die Rede.»

Nur so kann man sich überhaupt erklären, dass bei Beratungen und in Broschüren mit sachlich falschen Äußerungen gearbeitet wird. So heißt es darin, der gefährliche Laser «habe ausgedient», wobei Wirkung und Nebenwirkung doch gerade bei IPL-Blitzlampen wegen ihrer primitiven Bauart sehr dicht zusammenliegen.

Solche Geräte wurden schon vor Jahren von Hautärzten eingesetzt, bald jedoch wieder abgeschafft, weil sich ihre Verwendung als viel zu kritisch erwies. Die «**Deutsche Dermatologische Lasergesellschaft**» und andere Organisationen fordern daher seit Jahren, diese Geräte in die Gefahrenklassen 3b und 4 einzustufen, um endlich die leichtfertige Nutzung durch medizinische Laien zu unterbinden.

Bisher konnten oder wollten sich die verantwortlichen

Regierungsstellen nicht dazu durchringen, den Einsatz solcher Geräte per Gesetz nur Ärzten mit entsprechender Ausbildung zu erlauben. Die Zuständigkeit für dieses Problem wird vom Gesundheits- auf das Verbraucherschutzministerium abgewälzt, und dort ist es bislang unbearbeitet liegengeblieben.

Aber es darf nicht sein, dass eine Friseurmeisterin im Hinterzimmer mit solchen Geräten arbeitet und mit unglaublich übersteigertem Selbstbewusstsein behauptet, sie habe aufgrund ihrer Ausbildung ausreichende Kenntnis zur Anwendung eines Lasers am Menschen – wie es in der Sendung «Report» der ARD aufgedeckt wurde. Ein solches Verhalten schadet vor allem dem Ruf all der intelligenten und kritischen Menschen, die als Kosmetikerinnen oder Friseurinnen arbeiten. So wunderte sich eine Kosmetikerin zu Recht: «Wieso heißt das Gerät eigentlich ‹Depilight›, wenn es doch epilieren soll?»

Als **Depilation** bezeichnet man nämlich eine bestenfalls vorübergehende Haarentfernung.

Wenn die «IPL-Blitzlampen» unwirksam und gefährlich sind, welche Methoden für eine dauerhafte **Epilation** bleiben dann? Da ist zunächst die mühsame und schmerzhafte Behandlung mit Elektronadeln, die in Einzelfällen jedoch durchaus sinnvoll sein kann. Die einzig wirksame und sichere Epilationsmethode aber bleibt allein der Laser in der Hand eines spezialisierten Hautarztes.

Auch ein Laser nutzt eine Blitzlampe als Lichtquelle, hat darüber hinaus aber einige sehr hochwertige Bauteile, die das Licht auf eine einzige, parallel abgestrahlte Wellenlänge bringen, womit die oben beschriebenen technischen Risiken vermieden werden. Mit einem Laser lassen sich etwa 80 Prozent dunkler und 65 Prozent heller Haare epilieren.

Auch hier sollte man auf Nummer sicher gehen und darauf achten, dass der behandelnde Arzt alle Qualitätskriterien erfüllt.

Mit «Laserepilation» meine ich übrigens nicht die für 199 Euro angebotenen «Haarentfernungslaser» zur Selbstbehandlung. Dazu kann man wirklich gar nichts mehr sagen.

Der **Jo-Jo-Effekt** ist nicht zu umgehen

Jeder, der gerade eine Diät durchgeführt hat, fürchtet völlig zu Recht den «Jo-Jo-Effekt». Dieser scheinbar magische Mechanismus, der uns wieder auf das alte Gewicht zieht, entsteht so: Unsere genetische Programmierung stammt noch aus einer Zeit, in der Nahrungsmittel knapp waren. Deshalb ist der Körper stets bestrebt, nach einer Phase des Hungers möglichst schnell wieder auf sein altes «Kampfgewicht» zu kommen. Diese automatische Reaktion lässt sich aber erfolgreich austricksen.

Über die Jahre gesehen verändert sich unser Gewicht in Stufen. Das bedeutet: Wir alle halten über längere Phasen in etwa ein bestimmtes Gewicht, bevor wir dann auf die jeweils nächste Gewichtsstufe kommen. Schaffen wir es nun bei einer Diät, für eine gewisse Zeit wieder die darunterliegende Stufe zu erreichen, regelt sich der Körper neu auf diese Stufe ein. Diese gilt dann als fester Sollwert, auf den der Stoffwechsel eingestellt bleibt. Bleiben wir bei unserer Diät aber nur minimal über diesem Wert, werden wir unweigerlich wieder auf unser ursprüngliches Gewicht gezogen. Das Problem besteht also lediglich darin, wirklich genug abzunehmen, denn die Stufen unserer «Gewichtstreppe» liegen relativ weit auseinander, mindestens im zweistelligen Kilobereich.

Der Jo-Jo-Effekt hängt aber noch mit einem anderen Problem zusammen: Wer ständig Diäten beginnt und danach wieder zunimmt, erhöht deutlich die Gefahr, an Nierenkrebs zu erkranken. Schwankt das Körpergewicht mehr als zehnmal im Leben um viereinhalb Kilo oder mehr, erhöht sich das Risiko um 250 Prozent.

Kieselerde macht schön und ist gesund

Millionenfach werden Kieselerdepräparate verkauft, die schönere Haut, Haare und Nägel versprechen. Solche Nahrungszusätze sind nach neuerer Expertenmeinung sehr wahrscheinlich völlig nutzlos und möglicherweise sogar gefährlich. Es gibt bisher keine einzige seriöse Studie, die den Nutzen von Kieselerde belegt.

Mehrere Landesbehörden erwägen hingegen sogar, den Verkauf von Kieselerdeprodukten ganz zu unterbinden, weil diese – wie ganz normaler Sand – zu 90 Prozent kristallines Silizium enthalten. Feingemahlenes Silizium aber gilt als Gefahrstoff. Eingeatmet kann es zu Lungentumoren führen. Aber auch wenn man es schluckt, kann eine Gefährdung nicht ausgeschlossen werden. So bilden sich bei längerem Gebrauch möglicherweise Nierensteine, die die Nieren schädigen.

Bis der Verdacht der Gesundheitsgefährdung bestätigt oder widerlegt ist, sollte man daher auf diese Produkte am besten ganz verzichten.

Kohlenhydrate
machen nicht dick

Vor nicht allzu langer Zeit galten Kohlenhydrate als Stars einer gesunden Ernährung. Angeblich sollte man in großen Mengen Kohlenhydrate essen können, ohne dick zu werden.

In Wirklichkeit führt eine kohlenhydratbetonte Ernährung prompt zu Verfettung, denn kohlenhydratreiche Nahrungsmittel enthalten viel **Zucker**. Der Zucker, den der Körper nicht benötigt, wird sofort in Fett umgebaut und eingelagert.

Für diesen Vorgang produziert der Körper **Insulin**. Werden viele Kohlenhydrate konsumiert, muss er verstärkt Insulin bilden, mit der Gefahr, dass die dazu notwendigen Zellen der Bauchspeicheldrüse erlahmen und es schließlich zu Diabetes kommen kann.

Nicht alle zuckerhaltigen Nahrungsmittel sind jedoch gleich gefährlich. Ein hoher Ballaststoffanteil verhindert den Blutzuckeranstieg und sorgt darum für eine geringere Belastung, sodass der **glykämische Index** des entsprechenden Nahrungsmittels insgesamt niedrig ist. Nahrungsmittel mit einem günstigen glykämischen Index sind zum Beispiel Obst, Gemüse und Vollkornbrot.

Ballaststoffe sorgen auch dafür, dass die Darmflora intakt bleibt, was vor allem bei einer kohlenhydratarmen Diät sehr wichtig ist. Denn eine nachhaltige Verschiebung dieser Flora begünstigt die Entstehung von Darmtumoren.

Einen schädlich hohen glykämischen Index haben hingegen Süßigkeiten, Kartoffeln, Reis und Weizenmehl.

Kondition durch Nordic Walking!

Für viele Modesportarten, zum Beispiel das Nordic Walking, wird geworben mit der Behauptung, durch sie könne man bei geringer körperlicher Belastung eine deutliche Konditionssteigerung erreichen.

Forscher der Universität Saarbrücken fanden heraus, dass ein niedrigintensives Training zwar Herzproblemen vorbeugt, zur Verbesserung der allgemeinen Fitness aber nicht beiträgt. Wer seine Ausdauer steigern will, muss also einen Zahn zulegen!

Der Puls sollte bei gesunden Sportlern ohne Herzprobleme im Durchschnitt bei 80 bis 85 Prozent der maximalen Herzfrequenz liegen. Als Faustregel gilt: Die Herzfrequenz beim Laufen soll etwa 220 minus Lebensalter betragen und beim Radfahren 200 minus Lebensalter.

Kosmetika enthalten nur unbedenkliche Inhaltsstoffe

Ob man herkömmliche oder «natürliche» Produkte bevorzugt (s. «Naturkosmetik», S. 82), in jedem Fall sollte man sich immer bewusst sein, dass man sich Chemikalien auf die Haut streicht, die dann sehr lang anhaltend und wiederholt in denkbar engem Kontakt zum größten Organ des menschlichen Körpers bleiben.

Von den vielen Chemikalien, die für die Verwendung in Kosmetika gesetzlich zugelassen sind, gelten dem amerikanischen Institut für Arbeitssicherheit zufolge insgesamt 884 Chemikalien als toxische, also giftige Substanzen.

Weltweit sind nur 40 Prozent aller Kosmetikhersteller bei den zuständigen Ämtern eingetragen, und nur geschätzte drei Prozent der Händler leiten Berichte über Schäden bei den Konsumenten tatsächlich an die Behörden weiter.

Die wenigsten Hersteller führen Sicherheitstests durch oder sind bereit, diese zu veröffentlichen. Im Jahr 1990 wurden circa 38 000 behandlungsbedürftige Schädigungen der Gesundheit durch Kosmetika gemeldet. Über diese schon beeindruckende Zahl hinaus muss noch mit einer hohen Dunkelziffer gerechnet werden. Die vielen Fälle von Allergien, Hautirritationen und gesteigerter Lichtempfindlichkeit durch Pflegeprodukte, die Ärzte gar nicht zu sehen bekommen, weil sie von den Konsumenten entweder nur als unangenehmer Nebeneffekt hingenommen oder gar nicht erst mit den Produkten in Verbindung gebracht werden, sind darin noch gar nicht erfasst.

Die Haut ist leider extrem durchlässig für viele, zum Teil auch krebserregende Stoffe. Man sollte sich daher grundsätzlich immer für das Produkt mit den wenigsten Inhaltsstoffen entscheiden.

Aber Vorsicht! Auch in manchen Produkten einer Produktlinie, die sich auf «natürliche Produkte» spezialisiert hat, wie auch in manchen Babyprodukten fanden sich Vorläufer von **Formaldehyd**.

Im Zweifel hilft ein speziell an diesen Fragen interessierter Hautarzt weiter.

Kosmetikwerbung klärt auf

Woher kommt die scheinbar unumstößliche Gewissheit, frau müsse ab dreißig ihre Haut mit **Tagescreme**, **Nachtampulle**, **Nutritivmaske**, **Antifaltenvlies** und sonstigen Produkten traktieren?

Um darauf eine Antwort zu finden, muss man nur die Werbung verfolgen. Dabei fällt vor allem auf, wie eingängig diese Gehirnwäsche ist. Ich erkläre mir ihre Durchschlagskraft folgendermaßen:

Im Kosmetikbereich wird heute nicht mehr – wie früher üblich und eigentlich logisch – vom Produkt zum Verkauf entwickelt. Dieses ehrbare Prinzip wird vielmehr genau umgekehrt und pervertiert. Man verkauft heute zuerst die Illusion und entwickelt danach ein wie auch immer geartetes Produkt.

«Trendscouts» der Marketingabteilungen tummeln sich in Beauty-Foren im Internet und bewerten, was von «aufgeklärten Konsumentinnen» gerade besonders in den Himmel gehoben wird und dabei ist, Trend zu werden. Das lässt sich dann vermarktungstechnisch gut ausschlachten.

Stoßen Marketingexperten beispielsweise auf die angeblich «sagenhafte Wirkung von Aloe vera» und kommen sie zu dem Schluss, dass dieser Stoff hervorragend in unsere «naturorientierte» Zeit passt, entwickeln sie dazu passend eine Werbekampagne. Diese trifft dann bei den Konsumentinnen exakt auf den mit «Geheimtipps» und kosmetischem Halbwissen vorbereiteten Nährboden und entfaltet sofort ihre Wirkung.

Dazu wird dann noch eine passende Verpackung designt, was in der kosmetischen Scheinwelt extrem wichtig ist, und ein Produkt zusammengerührt, das dann – in unserem Beispiel – tatsächlich ein vom Marketing gefordertes Tröpfchen «Aloe vera» enthält.

«Aloe vera» ist übrigens ein Öl und ein starker **Filmbildner**, mit allen negativen Nebenwirkungen (s. «Allroundcreme», S. 15, «Alltägliche Gesichtspflege», S. 16, «Lippenpflege» S. 75, «Feuchtigkeitslotionen», S. 41).

Gern wird ein solches Produkt dann mit dem Siegel «dermatologisch getestet» verkauft, wobei sicher irgendwann einmal ein Allergietest durchgeführt wurde. Spekuliert wird aber darauf, dass der Ausdruck «getestet» unbewusst auf sämtliche beworbenen Eigenschaften des Produkts übertragen wird.

Auch die «nachgewiesene Wirkung» wird in imponierenden Prozentangaben gern auf die Verpackung gedruckt. Diese Zahlen sagen lediglich aus, wie viele Testpersonen eine Verbesserung angegeben haben. Die Anzahl der Testpersonen ist allerdings meist sehr klein, das Testergebnis deshalb also äußerst fragwürdig. Im Unterschied zu der Prozentzahl des «Wirksamkeitsnachweises» wird diese Zahl aber – wenn überhaupt – meist unauffällig oder nur am Rande erwähnt. So vermischen sich Fakt und Fiktion ganz stromlinienförmig zum Trend.

Damit erklärt sich auch, mit welcher Geschwindigkeit manche Firmen angebliche Neuentwicklungen ausstoßen. Diese hat sich derart vervielfacht, dass in rasantem Tempo nahezu täglich «Neuheiten» auf den Markt geworfen werden. Ganz große Firmen sponsern übrigens Lehrstühle an Hautkliniken, die sofort jede gewünschte Studie durchführen und «wissenschaftliche Nachweise» vorlegen.

Krampfadern entstehen durch Übereinanderschlagen der Beine

Hier haben wir es mit einem der hartnäckigsten Beautygerüchte überhaupt zu tun. Ob eine Dame ihre Beine neben-, unter- oder übereinanderlegt, ist in der Realität völlig egal.

Venenleiden entstehen ausschließlich durch eine genetisch vererbte Bindegewebsschwäche.

Krampfadern muss man veröden lassen

Alle deutlich tastbaren Venenbefunde werden am besten per «Mini-Stripping» operativ entfernt, für größere Befunde gibt es andere operative Verfahren.

Die nachhaltigsten Ergebnisse liefert immer noch ein klassisches Venenstripping. Dieses wird zum Beispiel mit Vereisung, Infrarot und Lasersonden durchgeführt, wobei die Zahl der Schnitte deutlich reduziert werden kann.

Bei der «**Chiva-Methode**» werden die Venen nur punktuell unterbunden, allerdings liegen widersprüchliche Ergebnisse über die Langzeitergebnisse dieses Verfahrens vor.

Weitere Therapieformen zur minimalinvasiven Therapie von Venenleiden sind bereits in Erprobung. Der Versuch der Verödung von tastbaren Venen ist jedoch heutzutage nicht mehr «lege artis» (kunstgerecht), weil nur sehr selten erfolgreich.

L

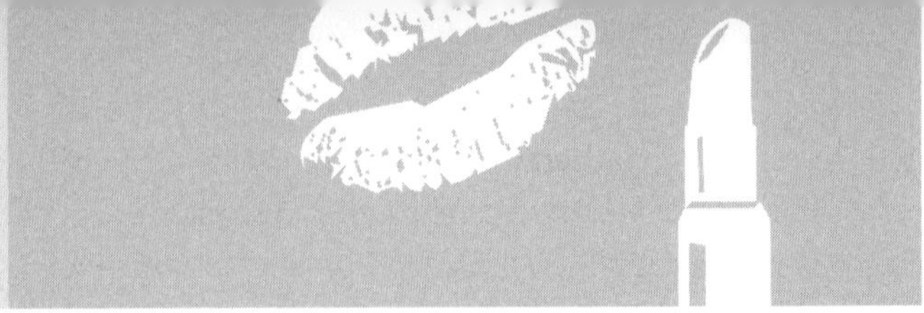

Nur «heiße» **Laser** beseitigen Falten

Eine sehr wirksame Methode, bereits eingegrabene Fältchen loszuwerden, ist ein «Laserpeeling». Vielen Patienten graust es jedoch bei der Vorstellung, sich mit einem Laser das Gesicht verbrennen zu lassen.

Diese Angst ist heutzutage allerdings unbegründet. Moderne Kaltlaser vom Erbiumtyp tragen die Haut ohne jede Temperaturerhöhung ab. Verbrennungen sind also unmöglich, und die Abheilung verkürzt sich in der Regel auf weniger als eine Woche.

Die Besitzer älterer, noch stark hitzeerzeugender CO_2-Laser argumentieren gerne damit, dass sich nur mit einem «ordentlichen Hitzeschaden» die Unterhautfasern so richtig schön zusammenziehen und die Haut straffen würden.

Dieses Modell des «thermal shrinkings» krankt schon daran, dass die theoretisch dazu notwendigen Temperaturen in der Tiefe der Unterhaut selbst von diesen Geräten gar nicht erreicht werden. Aber wie anders könnte man wochenlange Abheilzeiten von Verbrennungen im Gesicht rechtfertigen, wenn nicht mit einem angeblich besseren Resultat?

Gerade beim Peeling ist exaktes Lasern sehr wichtig. Deshalb sollte man den Behandler gut aussuchen. Woran man seinen Therapeuten erkennt, wird unter dem Stichwort «Laserbehandlung» beschrieben (s. unten).

Zusammenfassend sei gesagt, dass ein «Laserpeeling» eine sehr sichere und effektive Methode der Beseitigung von Zeichen der Hautalterung und eingegrabenen Falten ist – vorausgesetzt, alle vorgenannten Punkte werden beachtet.

Speziell die tabaksbeutelartigen Lippenfältchen, die nicht nur bei Raucherinnen vorkommen, sprechen darauf hervorragend an.

Die Qualität von **Laserbehandlungen** lässt sich am Praxis-Ambiente erkennen

Offizielle Titel helfen leider wenig, den richtigen Behandler zu finden (s. «Facharzt», S. 33). Die Patienten werden dabei alleingelassen und in dieser Hilflosigkeit dann oft auch noch geblendet von den sprichwörtlichen goldenen Wasserhähnen in selbsternannten «Zentren» oder «Instituten», deren latinisierte Namen gerne auf «-um» enden.

Außerdem scheint der Glaube zu herrschen, je exponierter die Lage der Praxis, des Zentrums, des Instituts und je mehr Ärzte dort arbeiten, desto sicherer könne man sein, dort Qualität geboten zu bekommen.

Das ist alles falsch – nur eins zählt wirklich: Ihr persönlicher Behandler!

Wenn es um eine Laserbehandlung geht, sollte man darauf achten, dass er/sie Mitglied in der «**Deutschen Dermatologischen Lasergesellschaft**» ist. Deren Mitglieder haben sich hohe Qualitätsziele gesetzt, vor allem in der praktischen Durchführung der Lasertherapie. Mit dem Zusatzstudium «**European Diploma of Aesthetic Laser Medicine**» weist der Arzt einen Höchstgrad an theoretischem Fachwissen nach.

Dazu hat er üblicherweise alle Lasergeräte direkt in seiner Praxis stehen und nicht in einem ausgelagerten Institut oder gar nur stundenweise gemietet. Nur so ist sichergestellt, dass für jedes individuelle Problem stets der optimale Laser zur Verfügung steht und der Behandler wirklich täglich damit arbeitet. Übung – und nur Übung – macht hier den Meister.

Auch sollten ständig mindestens vier Lasergeräte verfügbar sein. Damit wird sichergestellt, dass für jedes Problem der jeweils optimale Laser eingesetzt werden kann, denn auch Laser sind Spezialisten. Es gibt zwar Überschneidungen in den Anwendungen, oft ist ein Laser in seiner Zweitverwendung aber wesentlich schlechter als in dem Bereich, für den er hauptsächlich konzipiert wurde.

Vertrauen Sie ruhig auf Ihr Bauchgefühl. Blender lassen sich intuitiv oft sehr gut von Profis unterscheiden.

Gegen geschwollene **Lider** und Augenringe hilft Hämorrhoidensalbe

Nach einigen Jahren Berufserfahrung ist einem aufgeklärten Hautarzt nichts Menschliches mehr fremd.

Zu den ganz ausgefallenen Beautyt(r)icks gehört allerdings, sich nach durchfeierter Nacht Hämorrhoidensalbe auf die Lider zu streichen. Vor allem bei Models gilt dies als Geheimwaffe gegen geschwollene Lider. Diese «Wunderkur» hat mit Sicherheit jedoch keinerlei Wirkung, außer dass man sich eine Betäubungsmittelallergie heranzüchtet, denn in diesen Salben sind fast immer **Lokalanästhetika** enthalten. Sinnvoller ist dann doch, auf alte Hausmittel wie zum Beispiel kühlende Kompressen zurückzugreifen.

Bei andauernden Schwellungen empfiehlt sich zusätzlich eine spezielle Massage, die auch als «**Lymphdrainage**» bezeichnet wird.

Lippenpflege macht nicht süchtig

Der Winter naht, die Haut wird trockener, und die Verkaufszahlen von «Lippenpflegestiften» schnellen in die Höhe.

Diese Pflegestifte werden hauptsächlich aus filmbildenden Substanzen oder «**Filmbildnern**» hergestellt. Dabei handelt es sich um Wachse, Wollwachsalkohole, Fette und Öle, die nicht nur in Lippenpflegeprodukten zum Einsatz kommen (s. «Alltägliche Gesichtspflege», S. 16, «Allroundcreme», S. 15, «Feuchtigkeitslotionen», S. 41).

Zunächst haben sie nach dem Auftragen zwar subjektiv einen schmeichelnden Effekt, weil sie die trockenen Lippen mit einem Film überziehen. Nach einiger Zeit führen sie aber zur Austrocknung, dem sogenannten «Dry-out-Effekt». Dieser Effekt bewirkt eine zunehmende Versprödung der Lippen durch Abschalten der lippeneigenen Talgproduktion.

Diese Spröde wird irgendwann so stark, dass sie nicht einmal mehr mit dem ursprünglich verursachenden Produkt ausgeglichen werden kann. Tückischerweise läuft dieser Prozess oft sehr zeitverzögert ab. Hier hilft dann nur noch der komplette Entzug aller «Lippenpflege»-Substanzen, der dann normalerweise nach etwa drei bis vier Wochen zur Besserung führt.

Braucht man wirklich im Winter eine Lippenpflege, so sollte man oben erwähnte «Filmbildner» besser vermeiden. Positiv zu bewerten sind hingegen Substanzen, die den «NMF» unterstützen, den **Natural Moisturizing Factor**. Damit wird eine Gruppe von Substanzen definiert, die Bestandteil der Zellen der Oberhaut sind und dort Wasser binden.

Wir können ganz verschiedene Substanzen nutzen, um den NMF der Haut zu unterstützen. Zu nennen sind dabei vor allem Harnstoff (**Urea**), Mineralstoffe und Säuren wie die **Milchsäure**, aber auch das altbekannte **Glycerin**.

Lippenstift enthält Läuseblut

Hartnäckig hält sich das Gerücht, zur Herstellung von Lippenstiften würde Läuseblut verwendet. Wie kommt es zu dieser Vermutung?

Früher wurde zur Herstellung von Lippenrot tatsächlich ein Stoff namens «**Karmin**» verwendet, ein Pigment, das aus Schildläusen stammt. Heutzutage enthalten die meisten Lippenstifte jedoch synthetische Pigmente. Läuseblut finden wir daher angeblich nur noch in einem roten Aperitif wieder.

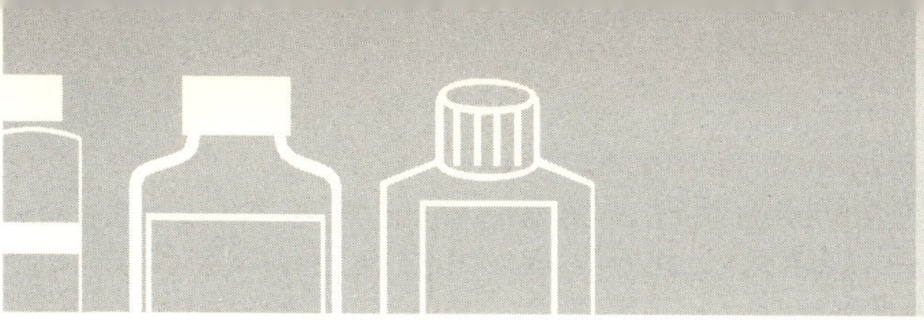

Make-up lässt sich mit Babyöl entfernen

Seit Generationen gilt Babyöl als idealer Make-up-Entferner. Leider ist ein Babyöl alles andere als ideal! Zwar lassen sich damit alle Make-up-Reste beseitigen, aber es bleibt ein äußerst ungesunder Fettfilm auf der Haut zurück, der die Poren verstopft und der Haut schaden kann, denn viele Babyöle enthalten minderwertige Inhaltsstoffe wie Abfallprodukte der Ölindustrie.

Daher sollte man seiner Haut zuliebe stets nur spezielle fettfreie Make-up-Entferner benutzen.

Make-up verstopft die Poren

Das Vorurteil, Make-up verstopfe die Poren und führe zu Unreinheiten, stammt noch aus einer Zeit, als Frauen überwiegend Puder benutzten, die auf Reisstärke basierten. Diese quollen dann tatsächlich auf und zementierten die Poren zu.

Heutiges Make-up ist hingegen leicht, belastet die Haut nur wenig und enthält teilweise sogar pflegende Stoffe.

Mitesser sollte man möglichst rasch ausdrücken

Man sollte niemals versuchen, Pickel selbst auszudrücken, denn dies hinterlässt fast immer ausgeprägte Narben, vor allem im Bereich von Wangen und Kinn. Auch wird ein Pickel oder Mitesser durch falsches Drücken leicht tiefer ins Gewebe gepresst, anstatt entfernt zu werden. Dann kommt es allerdings zu weit schlimmeren Entzündungen, die ungeahnte Ausmaße annehmen können (s. «Akne», S. 9 bis 14).

Muskelkater ist ein Beweis für ein effektives Training

«Nur wer Muskelkater hat, hat effektiv trainiert!» Was ist an dieser von vielen im Brustton der Überzeugung vorgebrachten Weisheit dran?

Muskelkater wird immer wieder mit einer Übersäuerung der Muskulatur in Verbindung gebracht. Diese Meinung ist überholt. Ursache des Muskelkaters sind kleinste Verletzungen im Muskel durch mechanische Belastung. Wer also starken Muskelkater hat, kann davon ausgehen, dass er sich beim Training übernommen hat.

Wichtig ist vielmehr, den Körper langsam an neue Belastungen zu gewöhnen und die Intensität des Trainings nur langsam zu steigern (s. «Stretching», S. 105).

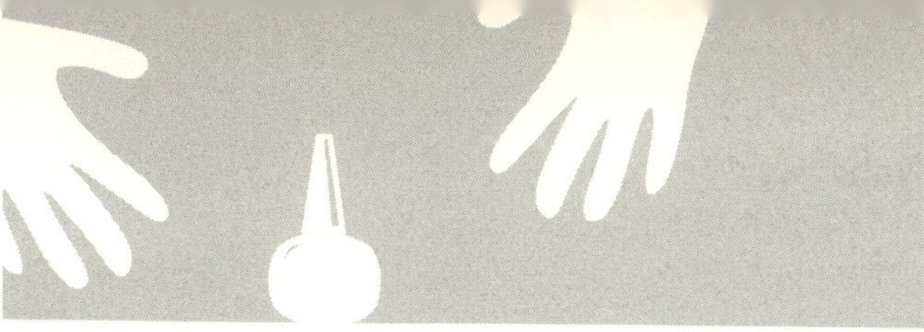

N

Nägel werden am besten rund geschnitten

Viele Menschen überlassen ihre Maniküre und Pediküre professionellen Fußpfleger(inne)n. In diesen Berufen gibt es keine festgelegten Standards für Qualität und Ausbildung, es gibt also große Unterschiede.

So schneiden manche Fußpflegerinnen die Nägel seitlich rund. Dann kann es dazu kommen, dass sie sich rollen und schließlich an den Seiten in das Fleisch einwachsen. Noch verstärkt wird dieser Effekt, wenn Desinfektionszeiten nicht eingehalten und dadurch Nagelpilze übertragen werden. Auch Nagelpilz bewirkt eine Verdickung und ein starkes Einwachsen der Nägel.

Von dem Problem eingewachsener Nägel sind auch viele Jugendliche betroffen, deren noch weiche Nägel sich im feuchten Turnschuhmilieu oft schmerzhaft ins umgebende Fleisch einrollen.

Zehennägel sollten also mit einer Nagelzange oder einem Knipser immer relativ gerade «spatenförmig» abgeschnitten werden. Die Ecken können danach mit einer Feile nur ganz leicht abgerundet werden, damit man nicht an den Strümpfen hängen bleibt. Scheren sind weniger geeignet, Nagelhäute sollten am besten gar nicht behandelt werden.

Nagellack schadet den Nägeln

Neben den vielen unterschätzten Gefahren mancher Pflegeprodukte gibt es auch einige, die überschätzt werden. So hält sich seit Jahren das Gerücht, Nagellack schade den Nägeln. Das ist bestimmt nicht der Fall.

Heutzutage enthalten alle Nagellacke pflegende **Proteine** und **Vitamine**, und sie werden auf **Acrylbasis** hergestellt, was die Nägel nicht brüchig macht, sondern ihnen zusätzliche Stabilität gibt.

Was den Nägeln hingegen sehr deutlich schadet, sind **azetonhaltige** Nagellackentferner. Sie lassen Nägel brüchig werden, indem sie den Nägeln ihre Restfeuchtigkeit entziehen. Indes verzichten immer mehr Hersteller von Nagellackentfernern auf dieses Lösungsmittel und reichern ihre Produkte stattdessen sogar mit pflegenden Substanzen an.

Narben sind unveränderlich

Ist es zur Narbenbildung gekommen, gibt es durchaus Möglichkeiten, diese in ihrer Form und Größe zu beeinflussen. Das Gewebe wird am Ende der Therapie leider jedoch immer narbig bleiben. Die verschiedenen Narben verlangen jeweils nach einer eigenen Behandlung:

Ein **Narbenrelief**, wie zum Beispiel am Ende einer ausgebrannten Akne, lässt sich im Allgemeinen sehr gut mit einem chirurgischen Laser oder mit einer Fräse glätten (s. «Laser», S. 72, «Laserbehandlungen», S. 73).

Einzelne sehr tiefe «**Eispickelnarben**» lassen sich ergänzend mit einem kleinen runden Skalpell ausstanzen, die kleinen Löchlein können dann sauber vernäht werden.

Bei einer überschießenden «**Wulstnarbe**» hingegen kann man versuchen, sie mit **Kortison** zu unterspritzen, was kleine Erfolge bringen kann.

Weitaus am besten ist es jedoch, eine Wulstnarbe mit einem speziellen **Vakuum-Saug-Druckmassagegerät** weich und flach zu kneten. Dadurch wird auch ihre oft sehr tief reichende Verankerung aufgeweicht und damit erst eine wirkliche Verschiebbarkeit der Narbe erreicht. Im Idealfall färbt sich die Narbe zudem durch eine Wiederdurchblutung leicht an, sodass sie optisch fast gar nicht mehr auffällt.

Gegen **Narbenbildung** nach einer Operation kann man nichts tun

«Minimalinvasive» Operationstechniken können heute in vielen Fällen – auch bei kosmetischen Operationen – postoperative Narben klein halten oder ganz vermeiden. Aber man kann auch selbst einiges tun, um eine ausgeprägte Narbenbildung nach einer Operation möglichst zu vermeiden:

Vor einer OP sollte man den Operateur auf eine eventuell bekannte Neigung zu überschießender Narbenbildung informieren, damit dieser sein Vorgehen darauf abstimmen kann. Bei frischen Wunden muss die Wunde immer sauber gehalten werden, damit sie sich nicht infiziert. Außerdem sollte bei noch nicht komplett verheilten Wunden jede Spannung vermieden werden, denn dadurch können die Narben breiter werden oder gar aufreißen und gezackte Wundränder entstehen. Vorsicht also bei Physiotherapie und Sport! Intensive Sonnenbestrahlung, Solarium, Sauna, aber auch Kälte sind während des Wundheilungsprozesses ebenfalls Gift und beeinflussen diesen negativ.

Im Einzelfall wird empfohlen, Narben nach der Wundheilung mit einer speziellen Narbensalbe weich und geschmeidig zu halten. Diese Salben enthalten in der Regel Wirkstoffe wie **Heparin**, **Harnstoff** und **Kampfer**, denen außerdem ein Einfluss auf die Neubildung von Bindegewebe zugeschrieben wird.

Naturkosmetik ist besser als herkömmliche Produkte

Der Bio-Boom in der Kosmetik ist leicht rückläufig, dennoch bleibt die Frage, ob höhere Preise für «Biokosmetik» eigentlich gerechtfertigt sind oder nicht.

Bei Untersuchungen der Stiftung Warentest, die die Wirksamkeit verschiedener Kosmetikprodukte verglich, schnitten Naturkosmetikprodukte im Durchschnitt erstaunlicherweise keineswegs besser ab als gewöhnliche Produkte. Genauso sah es bei den Prüfungen auf Hautverträglichkeit und die Anfälligkeit gegen Mikroben aus.

Ob man also Naturkosmetik den Vorzug gibt oder nicht, entscheiden wohl vor allem Weltanschauung und Geldbeutel. Und nicht in allen Fällen tut man sich damit wirklich einen Gefallen: Pflanzenextrakte können durchaus hautreizende und allergiefördernde Stoffe enthalten. Besonders gilt dies für Arnika, Ringelblume und Schafgarbe, aber auch Kamille, Propolis (Bienenharz) und Lanolin (Wollwachs), die als starke **Allergene** wirken.

Ironischerweise greifen Mütter neurodermitischer Kinder oft zu solchen Produkten, weil sie davon ausgehen, dass diese besonders verträglich seien. Dabei neigen aber leider gerade Kinder mit **Neurodermitis** schon stark dazu, Allergien zu erwerben, sodass man damit den Krankheitsverlauf eher verschärft.

Natürliche Pflege
mit Schwarztee und Gurkenscheiben

Manche Menschen schwören auf natürliche Pflegeprodukte aus dem Biogarten, sei es aus Gründen der Weltanschauung oder weil sie besonders viele Vitamine und Mineralstoffe darin vermuten. So werden Schwarzteebeutel auf die Augen gelegt, Tomaten- oder Gurkenmasken aufgelegt. Dabei sind diese Stoffe gar nicht so unproblematisch.

Schwarztee enthält starke **Gerbsäuren**, die im Extremfall **Ekzeme** auf der zarten Haut der Augenlider verursachen können. Die Verdunstung der feuchten Beutel führt außerdem in der Regel zu einem zusätzlichen Austrocknungseffekt. Bei Tomaten- und Gurkenmasken besteht durch die lange, intensive und wiederholte Kontaktzeit eine gute Chance auf die Entwicklung von **Allergien**. Zusätzlich können feinste Partikel die Haut auch mechanisch schädigen (s. «Wunderkuren», S. 116).

P

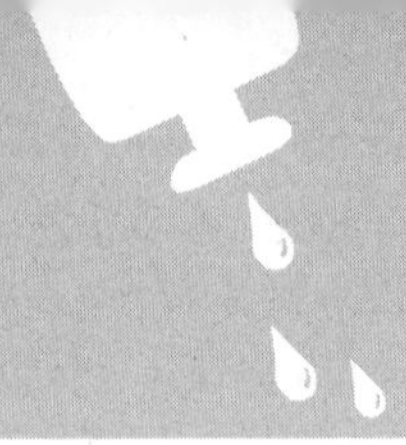

Peeling hilft gegen unreine Haut

Bei einem sogenannten **Abrasivpeeling** behandelt man, zum Beispiel unter der Dusche, seine Gesichtshaut mit einer Art Schleifpaste, in der unzählige winzige Kügelchen enthalten sind, die die Haut abschleifen. Bei einer entzündlichen Akne sollte man diese Prozedur jedoch unbedingt vermeiden! An der Entstehung von Akne sind nämlich bestimmte Bakterien beteiligt, die man auf diese Art hervorragend über das ganze Gesicht verteilt (s. «Akne», S. 9 bis 14).

Um es bildlich zu sagen: Mit einem Schleifpeeling macht man aus wenigen großen leicht viele kleinere Pickel, die ihrerseits zu großen Pickeln werden können.

Viel **Peeling** hilft viel!

Ein mechanisches Abrasivpeeling wird vor allem für die Erneuerung und Vitalisierung der Haut eingesetzt. In Maßen angewendet, reinigt es etwas tiefer aus als Seife oder Waschlotionen, entfernt abgestorbene Hautschüppchen und sorgt für eine bessere Durchblutung der Haut.

Das bringt den Teint durchaus zum Strahlen. Allerdings darf man es nicht übertreiben. Denn wer täglich rubbelt, bewirkt genau das Gegenteil. Dann legt die Haut nach und produziert zum Schutz vor der mechanischen Belastung ständig neue Hornzellen. Sie wird dabei insgesamt trockener und sensibler.

Weniger ist hier also mehr: Ein Peeling in der Woche reicht in der Regel vollkommen aus.

Permanent-Make-up:
Was schön macht, kann nicht schlecht sein!

Farben für ein «Permanent-Make-up» unterlagen in Deutschland lange Zeit weder dem Medizin-Produkte-Gesetz noch der Kosmetikverordnung. Diese Gesetzeslücke war ein Freifahrtschein für Geschäftemacher.

Die Farbstoffe eines Permanent-Make-ups verblassen zwar schnell, bleiben aber dennoch über Jahre im Körper. So ließ eine Herstellerfirma in einer Studie der Universität München nachweisen, dass ein Teil ihrer Pigmente nicht nur innerhalb, sondern auch außerhalb der Zellen abgelagert wird. Dort können die Farbstoffe aber nicht ausgeschleust, sondern nur durch das Lymphsystem abtransportiert werden.

Daraus zog die Herstellerfirma – nicht ohne Stolz – den Schluss, dass nur der zellgebundene Anteil ihres Produkts bei der vierwöchigen Hauterneuerung nach außen wandert, es deshalb also langsamer verblasst.

Bereits 2001 wurden in der Presse jedoch die Ergebnisse einer chemischen Analyse veröffentlicht, wonach bei solchen Farbstoffen deutlich überhöhte Werte krebserregender Amine außerhalb der Zellen nachgewiesen wurden. Deshalb stellt sich die Frage, ob nicht genau diese zellgebundenen Pigmente in den Lymphbahnen Krebs auslösen können.

Dazu äußerte damals der Geschäftsführer des Untersuchungslabors: «**Würde bei Pigmentierfarben die Bedarfsgegenstände-Verordnung – wie zum Beispiel für Textilfarben – greifen, wäre die Verwendung dieser Farbstoffe eine Straftat**. Sie sind seit Jahrzehnten als Krebserreger bekannt – niemand kann behaupten, die Gefahren seien ihm neu. Durch die Konzentration auf einen Punkt in der Haut ist das Risiko für die einzelne Zelle enorm. Wenn sich jemand dreimal behandeln lässt und es vergehen einige Jahre, ist die Wahrscheinlichkeit groß, dass etwas passiert. Diese Farben haben auf dem Markt nichts zu suchen.»

Der eigentliche Skandal liegt darin, dass diese Fakten allen Anbietern von Permanent-Make-up bekannt sein müssten. Zumal damals eine Konkurrenzfirma den gutrecherchierten Artikel an viele Anwender versandte.

Der Slogan «Permanent-Make-up – ein Erlebnis!» bekommt dann bei immerhin gut zwanzig Millionen Behandelten eine ganz neue, gefährliche Bedeutung.

Pflegeöle sind gut gegen trockene Haut

Immer mehr Menschen leiden unter dem Problem trockener Haut. Grund ist, dass wir uns hauptsächlich in immer perfekter abgedichteten Häusern, klimatisierten Autos und beheizten Räumen aufhalten.

Die meisten Menschen versuchen dann, ihre trockene Haut zu lindern, indem sie fetthaltige Cremes oder ölhaltige Lotionen auftragen. Bildlich gesprochen, liegt dem dieselbe Logik zugrunde, als wolle man seinen Durst mit Butter bekämpfen. Dieser Vergleich macht deutlich, dass Fett kein geeignetes Mittel gegen Hauttrockenheit sein kann. Vielmehr macht Fett die Haut sogar noch trockener, weil es sich negativ auf die Produktion hauteigener Substanzen auswirkt (s. «Alltägliche Gesichtspflege», S. 16, «Allroundcreme», S. 15, «Feuchtigkeitslotionen», S. 41, «Lippenpflege», S. 75).

Auch wenn der Fettfilm die Symptome der trockenen Haut zunächst einmal scheinbar beruhigt, so erkauft man sich diese kurzfristige subjektive Verbesserung mit einer langfristigen Verschlechterung, die wiederum in eine Abhängigkeit der Haut von Pflegeprodukten mündet.

Verschärft wird das Problem leider noch dadurch, dass viele Menschen annehmen, das Gegenteil von «trockener Haut» sei «fette Haut».

Das ist aber keineswegs so!

Das Gegenteil von «trockener Haut» ist eine «ausreichend feuchte Haut», und das Gegenteil von «fetter Haut» ist eine «fettarme Haut».

Außerdem gibt es Kombinationen wie «trockene und fette» oder «ausreichend feuchte und fettarme» Haut. Theoretisch sind also insgesamt vier **Hauttypen** denkbar. Und bei einer **Mischhaut** setzen sich diese Hauttypen auch noch in den verschiedenen Hautarealen unterschiedlich zusammen – wie ein Mosaik.

Piercingschmuck aus Titan ist kein Problem bei Nickelallergie

Bei einer Form selbstbestimmter Körperkunst, dem «Piercing» sowie auch beim «Sculpturing», bei dem metallene Gegenstände direkt unter der Haut versenkt werden, stellt sich oft das Problem der **Nickelallergie**, der häufigsten Kontaktallergie überhaupt.

Bei einer bekannten Nickelallergie wird oft Piercingschmuck aus Titan, der angeblich nickelfrei ist, als Ausweg angeboten. Aber man achte auf den feinen Unterschied: Titan ist als Material tatsächlich nickelfrei, zu seiner Herstellung wird Nickel allerdings verwendet.

Dessen Atome sitzen außen auf dem Schmuck und lassen sich nicht einfach abwischen oder sonst wie entfernen.

Bei einer ausgeprägten Nickelallergie lösen diese dann sehr häufig Probleme aus. Als Nickelallergiker sollte man daher am besten ganz auf ein Piercing verzichten.

Wer absolut nicht darauf verzichten will, sollte besser auf einen extrem nickelarmen Stahl als auf Titan zurückgreifen.

Proteinshakes machen ohne Nebenwirkungen fit

Gerade die so körperbewusste «Kraftsportfraktion» schädigt sich und ihr Aussehen oft unwissentlich selbst, denn bei ihr ist die Einnahme von Proteindrinks weit verbreitet.

In nahezu allen bisherigen Fällen von **Erwachsenenakne** am Rücken in meiner Praxis war bei den Betroffenen, die gleichzeitig Kraftsport ausübten, die Einnahme von Proteindrinks in größeren Mengen damit in Verbindung zu bringen. Oft stimmte auch der Beginn dieser Spätakne mit dem Beginn der Einnahme von Proteindrinks überein (s. «Akne hängt mit der Ernährung zusammen», S. 10).

Möglicherweise lässt sich dieser Zusammenhang mit dem **Kreatin** erklären, das diese Drinks enthalten, mit Zusatzstoffen oder mangelnder Reinheit der Produkte.

R

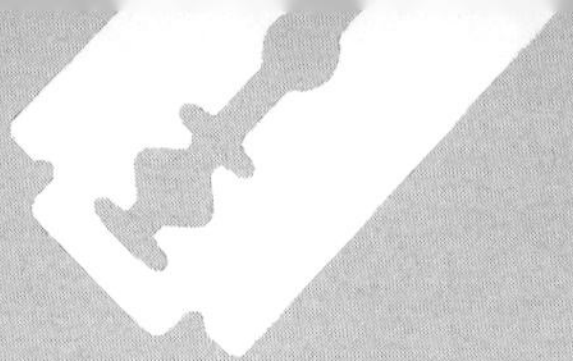

Rasieren bringt Haare zum Sprießen

So wie sich mancher Jüngling möglichst oft rasiert, um sich mit der männlichen Zier schmücken zu können, so beobachtet manch junge Dame nach ihrer ersten Beinrasur ängstlich, ob die Haare anschließend stärker sprießen als zuvor.

Der Eindruck, rasierte Haare würden kräftiger oder schneller nachwachsen, entsteht tatsächlich, ist allerdings nichts weiter als eine optische Täuschung. Die Spitzen der nachwachsenden Haare sind nämlich schön gerade abgeschnitten und somit tatsächlich etwas dicker als die schon leicht abgeschliffenen Haare vorher. Sobald die Stoppeln dann aber wieder länger werden, ist alles wie vorher.

Dass die Haare dunkler aussehen, lässt sich ebenfalls leicht erklären: Frisch nachgewachsene Haare haben noch ihren normalen **Melaningehalt**, erst mit der Zeit bleichen die nachgewachsenen Haare aus.

Die stoppelfreie, aber schmerzhafte Alternative zur Beinrasur ist die Enthaarung mit dem Depiliergerät oder mit Wachsstreifen. Da hierbei die Haare mitsamt den Wurzeln ausgezupft werden, wachsen sie sogar etwas spärlicher nach.

Wie mann sich **rasiert**, ist der Haut egal

Manchmal sieht man junge Männer mit besonders vielen oberflächlichen und gleichzeitig tiefen akneartigen Hautentzündungen.

Hier ist meist ein Trockenrasierer im Spiel. Denn besser als jedes mechanische Peeling oder jeder bakteriell verseuchte Puderpinsel beherrschen Trockenrasierer die Kunst der Selbstinfektion (s. «Akne», S. 9 bis 14). Bei der Rasur gelangen Akne-Bakterien in die Scherköpfe, wo sie, wenn die Scherköpfe nicht täglich sterilisiert werden, wie in einem Brutkasten herangezüchtet und schließlich wieder in die Haut gebracht werden. Außerdem verursacht ein Rasierapparat bei der Rasur Mikroverletzungen, die garantieren, dass die Infektion tief in der Haut stattfindet, und das ist eine Garantie für größtmögliche Unreinheiten.

Zwar verursachen auch Nassrasierer derartige Verletzungen, sie sind jedoch viel leichter sauber zu halten. Außerdem haben Nassrasierer keine rotierenden Scherköpfe, deshalb fehlen ihnen die «vertikutierenden» Eigenschaften, die die Haut reizen.

Gegen **Rasurbrand** hilft auch kein Rasierschaum!

Als Rasurbrand bezeichnet man landläufig das Auftreten lästiger Pickelchen nach dem Rasieren.

Tatsächlich lässt sich diese unangenehme Hautreizung

durch Anwendung eines guten Rasierschaums weitgehend vermeiden.

Der Schaum sorgt dafür, dass die Klinge wie auf einem Schaumkissen über die Haut gleitet und keine Mikroverletzungen verursacht, die Ursache für einen Rasurbrand sind.

Zur Frage, ob man lieber Schaum oder Gel nehmen sollte, sei gesagt, dass ein Gel normalerweise noch schonender wirkt als ein Schaum.

Die **rote Nase** kommt vom Alkohol

Hartnäckig hält sich im Volksmund die Mär, Menschen mit einer roten Nase und roten Äderchen im Wangenbereich sprächen im Übermaß dem Alkohol zu. Das ist jedoch tatsächlich ein Irrtum.

Die **Rosacea** oder auch **Couperose** hat im Wesentlichen drei Ursachen: Zum einen gibt es eine genetische Neigung zu Rötungen im Gesicht. Des Weiteren werden sie begünstigt durch häufigen Aufenthalt in rauem Klima, weshalb sie so oft bei Seeleuten und Landwirten anzutreffen sind.

Aber auch der übermäßige Gebrauch «filmbildender» Kosmetika kann Ursache für dieses Problem sein. Das erklärt, warum so manche perfekt gepflegte Dame ebenfalls unter Gesichtsäderchen leidet. Dieser Zusammenhang wird genauer unter dem Stichwort «Alltägliche Gesichtspflege» beschrieben (s. S. 16, «Allroundcreme», S. 15, «Feuchtigkeitslotionen», S. 41, «Lippenpflege», S. 75, «Gesichtsäderchen», S. 46).

Vielleicht hält sich dieses Vorurteil deshalb so hartnäckig, weil Alkohol, wie auch Kaffee und Wärme, die Gefäße erweitert und das Gesicht erst so richtig zum Leuchten bringt (s. «Gesichtsäderchen», S. 46).

S

Schöne Menschen
haben mehr Erfolg

Diese Überzeugung treibt viele Menschen dazu, sich mehr oder minder professionell verschönern zu lassen. In der heutigen Konkurrenzgesellschaft lässt sich das durchaus als normales Verhalten werten.

Der Drang zur Verschönerung kann jedoch auch die Formen einer tiefgreifenden Persönlichkeitsstörung annehmen, die die davon Befallenen zwingt, ständig optische Manipulationen an sich zu erproben. Vorausgesetzt, die erforderlichen finanziellen Mittel sind vorhanden, kann diese Störung dazu führen, dass die Betroffenen sich fortgesetzt operieren lassen.

Aber es gibt auch viele Menschen, die zum Beispiel als Reaktion auf einen erlittenen Verlust versuchen, ihr Selbstwertgefühl über einen Eingriff beim Schönheitschirurgen wiederherzustellen, was natürlich nicht gelingen kann. Alle diese Menschen brauchen psychologische, nicht aber chirurgische Hilfe.

Gegen **Schwitzen** ist kein Kraut gewachsen

Doch – Salbei! Wer zu stark schwitzt, sollte als Basismaßnahme jeden Tag Salbeitee trinken. Neben Salbei hemmen auch Eichenrinde oder Wacholder die Schweißbildung. Sie sind schon fix und fertig in Fußbädern enthalten.

Darüber hinaus gibt es natürlich auch noch andere Therapien, die man am besten mit einem guten Dermatologen bespricht. Dieser wird zunächst versuchen, die Ursachen zu finden. Bei Fußschweiß sind oft Synthetikstrümpfe und luftundurchlässige Schuhe die Übeltäter, denn sie schaffen ein dauerfeuchtes Milieu, in dem die Schweißdrüsen erst so richtig aktiv werden. Wer zum Schwitzen neigt, sollte möglichst nur Lederschuhe und Strümpfe aus Baumwolle oder Bambusgewebe an seine Füße lassen.

Fußdesodoranzien als Spray oder Puder mit schweißhemmenden und antibakteriellen Zusätzen können helfen, weil der üble Schweißgeruch erst bei der bakteriellen Zersetzung des Schweißes entsteht. Auch Einlegesohlen aus Zedernholz verhindern die Geruchsbildung. Seit kurzem gibt es auch ein kosmetisches Antipilzmittel, das als angenehmer Nebeneffekt schweißreduzierend wirkt.

Das vom zentralen Nervensystem gesteuerte «**vegetative**», also **nervöse Schwitzen** bedarf natürlich einer psychologischen Betreuung und/oder einer Therapie mit Medikamenten.

Schwitzen ist Zeichen für effektives Training

Schwitzen hat mit der Kühlung des Körpers zu tun und nicht mit der Zahl der verbrannten Kalorien.

Wie viel man schwitzt, hängt von der Temperatur und Luftfeuchtigkeit der Umgebung, dem Allgemeinzustand, dem Wasser- und Elektrolytstatus, von Ernährung, Geschlecht, Psyche, Intensität der Bewegung – und nur zuletzt von Art und Dauer der Belastung ab. So gibt es effektive Trainingseinheiten, in denen man fast gar nicht schwitzt, und ineffektive, sehr schweißtreibende Übungen. Wichtig ist also: Schweiß ist kein Maßstab für die Effektivität eines Trainings!

Selbstbräuner bräunen gefahrlos

Bräunungsbeschleuniger sollen die Bräunungsreaktion beschleunigen und intensivieren. Vielen dieser Bräunungsbeschleuniger werden Inhaltsstoffe hinzugefügt, die lediglich eine Bräunung vortäuschen, wie zum Beispiel Muskatnuss, das als durchblutungsfördernde Substanz eine gewisse Rötung erzeugt.

Bräunungsbeschleuniger sind nicht ganz ohne Risiko, die Gefahr liegt vor allem in «phototoxischen Reaktionen»: Wer nach Anwendung einer dieser Substanzen in die Sonne geht, kann durch eine chemisch gesteigerte Lichtempfindlichkeit massiv verbrannt werden, zumal Selbstbräuner in der Regel ja keinen zusätzlichen UV-Schutz erzeugen.

Sit-ups lassen Bauchfett schwinden

Schön wär's! Eine punktuelle Fettreduktion ist leider nur mit einer Operation möglich. Auch höchster Trainingsfleiß hat daher nur sehr geringen Einfluss auf das umgebende Fettgewebe.

Erst wenn der Ganzkörperfettanteil durch eine ausgewogene Lebensweise mit richtigem Essen und Ausdauersport reduziert wird, verschwinden langsam auch die «Rettungsringe».

Kleidung schützt vor **Sonne**

Natürlich schützt ein T-Shirt nicht ausreichend vor Sonne. Auch andere Textilien bieten kaum genügend Schutz vor UV-Strahlen, es sei denn, es handelt sich um zertifizierte Lichtschutzkleidung, die immer weitere Verbreitung findet.

Aber auch solche Textilien halten nicht immer den versprochenen Lichtschutz ein, da das Gewebe zum Beispiel durch Dehnung stärker transparent wird, außerdem ist es sehr anfällig gegen mechanische Beanspruchung.

Übrigens schützen auch billige Sonnenbrillen «Made in …» nicht vor Sonnenstrahlen. Und Hautkrebs gibt es auch in der Aderhaut – direkt im Auge, wo man ihn nicht findet.

Auf der **Sonnenbank** gewöhnt die Haut sich an die Sonne

Als Argument für den Besuch eines Sonnenstudios wird gern vorgebracht, durch «Vorbräunen», zum Beispiel vor einem Urlaub, werde der Lichtschutz der Haut aktiviert.

Wer dies glaubt, handelt leider mit Zitronen, sogar mit giftigen. Das ultraviolette Spektrum dieser Bestrahlungsgeräte ist vollkommen anders als das der Sonnenstrahlen. Deshalb kann sich gar kein Schutz gegen natürliches UV-Licht bilden. Letztendlich setzt man sich beim «Vorbräunen» nur noch einer zusätzlichen Strahlenbelastung aus.

Durch alle naturwissenschaftlichen Erkenntnisse zu diesem Thema zieht sich ein Lehrsatz, den man sich in aller Ruhe auf der Zunge zergehen lassen sollte:

«Es gibt keine ungefährliche Strahlendosis, unterhalb der kein Krebs entsteht.»

Wer sich auf die **Sonnenbank** legt, ist selber schuld!

Wenn es um Sonnenstudios geht, teilt sich die öffentliche Meinung in zwei absolut konträre Lager:

Die eine Seite sieht nur die Gefahren von **Lichtalterung** und **Hautkrebs**, die andere Seite geht mehr oder weniger regelmäßig ins Sonnenstudio – wenn auch mit leicht schlechtem Gewissen.

Der Besuch einer Sonnenbank ist nicht generell zu verurteilen. In den Strahlen des Solariums sind gewisse Anteile von Tageslicht enthalten, von denen eine positive psychologische Wirkung ausgeht.

Allerdings werden bei 90 Prozent aller Solarien von einer Verbraucherschutzstiftung regelmäßig defekte Filter festgestellt, was bei dem Preiskampf der Sonnenstudios und den hohen Wartungskosten nicht weiter verwundert. Diese Defekte lassen sich vom Kunden nicht entdecken und werden auch nicht unbedingt von technischen Überwachungsvereinen erfasst.

Wegen dieses Problems setzt man sich auf einer Sonnenbank einem Risiko von durchschnittlich 90 Prozent aus, dass die Haut durch **UV-A-Strahlen** schneller altert, oder es durch **UV-A-**, **UV-B-** und **UV-C-Strahlen** zu Hautkrebs kommen kann. Denn für den Kunden ist nicht erkennbar, ob gerade das Gerät, unter dem er liegt, einen funktionierenden oder defekten Filter hat. Inwieweit dieses Problem bei den ganz neuen «zertifizierten» Solarien behoben ist, wird die Zeit zeigen.

Sonnenbrillen
verhüten Augenfalten

Manche Showgröße trägt bei jeder Gelegenheit eine Sonnenbrille, um der Faltenbildung um die Augen zu entgehen. Warum funktioniert das nicht?

Zunächst einmal scheint bei uns leider so selten die Sonne, dass ein theoretisch denkbarer, positiver Effekt ohnehin nur relativ schwach ausfallen würde.

Zweitens sind Sonnenbrillen meist schlechter an die Sehkraft angepasst als normale Brillen oder gar nicht. Das

Sehen ist deshalb deutlich anstrengender, die Augenmuskulatur wird überbeansprucht, und daraus resultieren Falten.

Drittens müssen sich die Augen, wenn die Helligkeit bei normalem Tageslicht reduziert wird, umso mehr anstrengen, und damit können sich wiederum mehr Falten bilden.

Sonnencreme schützt ausreichend vor UV-Strahlen

Wer Sonnencreme benutzt, muss sich klarmachen, dass der Sonnenschutz nur begrenzte Zeit wirkt, weil sich die Wirkung – von wenigen Ausnahmen abgesehen – selbst aufbraucht. Das kann so unvermittelt geschehen, dass man – eben noch geschützt – plötzlich nahezu ungeschützt der prallen Sonne ausgesetzt ist. Es ist also Pflicht, die Gebrauchsanleitung von Sonnenschutzmitteln immer sehr genau durchzulesen.

Man sollte wissen, dass sehr **hohe Lichtschutzfaktoren** wie «50+» rein technische Werte darstellen. Es ist also keineswegs so, dass sich die unbedenkliche Dauer des Aufenthalts in der Sonne damit um den Faktor 50 verlängern ließe. Allen Lichtschutzwerten über 26 ist daher mit Misstrauen zu begegnen.

Der angegebene Lichtschutzfaktor bezieht sich ohnehin lediglich auf die gefährlicheren **UV-B-** und **UV-C-Strahlen**. Deshalb achte man auch immer sehr genau auf Angaben zur prozentualen Stärke des Lichtschutzes im **UV-A**-Bereich. Hier bestehen durchaus Lücken, und auch UV-A kann **Hautkrebs** erzeugen und ist zudem für fast alle Formen der **Lichtallergie** verantwortlich.

Auf jeden Fall ist es ratsam, sich mehrmals täglich einzureiben, wobei der Zeitraum, in dem man unbedenklich in die Sonne gehen kann, allerdings von Einreibung zu Einreibung kürzer wird.

Entscheidend ist vor allem, den Sonnenschutz wirklich überall aufzutragen, und zwar in ausreichender Menge. Anders als bei anderen Cremes heißt es hier ausnahmsweise: Viel hilft viel! Denn wie dick aufgetragen wird, entscheidet über die Schutzwirkung.

Wichtig ist, sich nach einem ausgedehnten Bad noch einmal einzureiben, denn auch, wenn «wasserfest» draufsteht – Sonnenschutz ist nur bedingt resistent gegen Wasser.

Sonnenhungrige sollen ruhig ins Solarium gehen

Ein neues Phänomen sind Sonnenhungrige, die ein echtes, in psychologischen Studien nachgewiesenes Suchtverhalten zeigen.

Dass Sonnenstrahlen süchtig machen können, liegt durchaus nahe, denn die durch das Licht hervorgerufene **Endorphinausschüttung** wird als sehr stimulierend empfunden.

Die Quote der Solarabhängigen liegt bei etwa 20 Prozent aller Solarienbenutzer.

Auffällig an einer Untersuchung war, dass insbesondere Studienteilnehmer, bei denen mindestens ein Familienangehöriger an Hautkrebs erkrankt war, ein solches hochriskantes Verhalten zeigten. Das legt die Vermutung nahe, dass sich hier ähnlich wie beim Alkoholismus eine genetische Suchtneigung auswirkt.

Der Gesetzgeber verfährt bisher leider nach dem Motto: «Und wenn sie verbrennen, dafür kann ich nicht …» Allerdings mehren sich die Stimmen, die ein Sonnenbankverbot für Jugendliche fordern. Ein solches Verbot wäre sinnvoll, weil gerade Personen unter achtzehn Jahren besonders gefährdet sind, später Hautkrebs zu bekommen, da bei ihnen die Lichtschwiele noch nicht ausgebildet ist.

Das richtige Shampoo repariert **Spliss**

«Spliss» nennt man das Aufsplittern der Haarspitzen, was von entsprechenden «Repairshampoos» rückgängig gemacht werden soll. Das ist aus zwei Gründen jedoch nicht möglich:

1. Haare sind totes Gewebe, das sich nicht «reanimieren» lässt.
2. Das in diesen Shampoos enthaltene **Silikon** lässt die Haare zwar kurzfristig besser aussehen, weil es sich über die Haare legt, diese Wirkung hält jedoch nur bis zur nächsten Wäsche an.

Besser ist es, man schneidet die Spitzen einfach ab und beseitigt so den Spliss.

Sport allein verhilft zu einem Traumkörper

Man sollte sich immer vor Augen halten, dass man sich gute 30 Stunden bewegen muss, um ein Kilo Fett zu verbrennen.

Sport ist also leider keineswegs der direkte Weg zum Traumkörper, und sportliche Betätigung ist auch kein Freibrief für ein zweites oder drittes Stück Kuchen. Sport kann eine Gewichtsabnahme lediglich sinnvoll unterstützen.

Wenn nicht gleichzeitig die Ernährung umgestellt wird, kann durch Sport allein die Muskelmasse zunehmen, ohne dass die Fettmasse abnimmt. Der Zeiger der Waage geht dann leider nicht wie gewünscht nach unten, sondern genau in die entgegengesetzte Richtung.

Sport im Alter ist Mord

Ausdauer- und auch Krafttraining machen immer Sinn. Zwar gewöhnt sich der Körper im Alter langsamer an neue Belastungen und ist auch nicht mehr zu Extremleistungen in der Lage. Dennoch ist eine langsame und kontinuierliche Steigerung der Fitness bis ins hohe Alter möglich, wenn man konsequent übt.

Und dies ist in hohem Maße sinnvoll. Gerade für ältere Menschen ist ein Ausdauertraining zur Gesunderhaltung des Herz-Kreislauf-Systems wichtig.

Sport mit leerem Magen verbrennt mehr Fett

Viele Fitnessfans glauben, dass der Körper seine Fettdepots eher anzapft, wenn er bei leerem Magen besondere Leistungen erbringen muss.

Das stimmt zwar, aber der Unterschied erwies sich in Studien als sehr gering. Deutlich schwerer wiegt hingegen, dass Sportler mit leerem Magen weniger Ausdauer besitzen, nicht lange durchhalten und dadurch insgesamt weniger Kalorien verbrennen.

Stirnfalten sind Sorgenfalten

Nicht ganz selten ist eine **Migräne** die Ursache für Stirnfalten, hauptsächlicher Auslöser für Migräne ist **Stress**.

Warum fürchten viele Migränepatienten vor allem die Morgen am Wochenende? Die typischen Beschwerden treten in der Regel nicht im Moment der Anspannung auf, sondern erst nach der Belastung. Dies liegt daran, dass die Gefäße sich dann, wenn Stress auftritt, sehr verengen und so dafür sorgen, dass das Gehirn mit hohem Druck stark durchblutet wird.

Als eine Art übersteigerter Ausgleich werden sie dann im Schlaf besonders weit gestellt, sodass das Blut regelrecht im Körper versackt. Das Hirn wird also mit Blut unterversorgt, was dann die starken Kopfschmerzen verursacht.

Linderung ist dadurch möglich, dass höhere Belastungen gleichmäßig über die ganze Woche verteilt werden.

Außerdem hilft autogenes Training, sich besser gegen Stress zu wappnen.

Stretching vor und nach dem Training ist wichtig

Kaum ein Sportler verzichtet auf diese Prozedur: Seit den achtziger Jahren wird in Deutschland vor dem Sport gedehnt, was die Muskelfasern hergeben. Und auch nach dem Training werden einige Minuten lang die Muskeln gestretcht, um Muskelkater und Verletzungen zu vermeiden.

Einer Studie aus Australien zufolge sind diese Dehnübungen jedoch sinnlos. Die Forscher der Universität Sydney schlossen aus einer Analyse von zehn Studien zum Thema «Stretching», dass man sich diese Zeit sparen kann. Völlig unabhängig davon, ob die Muskeln vor, während oder nach dem Sport durch Stretching gedehnt werden: Es gibt keinerlei positive, sondern nur negative Auswirkungen auf das Verletzungsrisiko und auf die Stärke des Muskelkaters.

Ein Trainingsexperte für Stretching: «Wenn Sie an einem Seil ziehen, dessen Fasern angerissen sind, fördern Sie die Heilung ja nicht, indem Sie noch mehr Zugkraft darauf bringen.»

Erst recht gilt dies für die kurzen wippenden und zerrenden Dehnübungen, wie sie oft zur Leistungssteigerung vor dem Sport gemacht werden. Diese erhöhten lediglich die Muskelspannung – und damit das Verletzungsrisiko.

Auch wer in einen Wettkampf geht, sollte vorher nicht

«stretchen», sonst reduziert er damit deutlich seine Chancen auf einen Sieg:

Sprinter, die vor dem Lauf dehnen, verlieren auf dreißig Meter etwa 0,04 Sekunden. Das bedeutet bei Weltklasseläufern hochgerechnet einen Unterschied von bis zu zehn Plätzen.

Und hilft das Dehnen gegen Muskelkater?

Im Gegenteil! Denn wenn es durch den Sport bereits zu Mikrorissen in den Muskelfasern gekommen ist, wofür der Muskelkater ja ein Zeichen ist, können sie durch das Dehnen sogar noch vergrößert werden. Solche Mikrorisse, die zu Muskelkater führen, können vor allem auch dann entstehen, wenn die Muskeln beim Dehnen vor dem Sport noch kalt sind.

T

Tattoos lassen sich leicht wieder entfernen

Sind aus eintätowierten Fregatten langsam bauchige Fischkutter geworden, hat sich der Name der ewigen Liebe doch geändert oder ist man in die Chefetage vorgerückt, möchte so manch einer seine Jugendsünden gern wieder loswerden.

Solange es sich um eine schwarze oder blaue Tätowierung handelt, stellt es prinzipiell überhaupt kein Problem dar, sie mittels Laser zu entfernen (s. «Laserbehandlungen», S. 73). Leider wird weder in vielen Laserpraxen noch etwa in diversen Hinterzimmern, wo mit Blitzlampen Platz für neue Kunstwerke geschaffen wird, klar gesagt, dass rote, grüne und gelbe Tätowierungen sich nicht ganz entfernen lassen.

Im Übrigen ist dringend von einer Behandlung mit IPL-Blitzlampen abzuraten. Die Impulsdauer ist bei diesen Geräten etwa eine Million Mal länger als bei ultragepulsten Lasern, was bei korrekter Energiezufuhr zu Narben führen muss (s. «**IPL-Geräte**», S. 59).

Noch schwieriger wird das Problem, weil manche Nadelkünstler ihr Nachtätowiergeschäft dadurch sichern wollen, indem sie in das eigentlich beauftragte Blau oder Schwarz noch einen anderen Farbton einarbeiten, der auf Laser nicht anspricht.

Völlig bizarr wird es, wenn statt Tätowierfarben Lacke eingesetzt werden, die auf Laser mit heftigen Farbumschlägen reagieren können. Dies hat sich aber gebessert, seit im September 2005 der Gesetzgeber schließlich doch noch reagiert und Tätowierfarben unter das Lebensmittelgesetz gestellt hat.

Es empfiehlt sich also, sicherzugehen, dass bei einer Neutätowierung nur eine reine schwarze oder blaue Tusche verwandt wird, die sich später wieder folgenlos entfernen lässt.

Möchte man seine Tätowierung wieder loswerden, sollten im Beratungsgespräch wenigstens alle diese Punkte angesprochen werden.

Teebaumöl heilt Pickel

Als «Wundermittel gegen Entzündungen» wird Teebaumöl schon seit langem in der Erfahrungsmedizin gegen Akne eingesetzt.

Dieses Öl wirkt tatsächlich leicht antibakteriell, allerdings nur auf der Hautoberfläche, also weit oberhalb des Problems. Und damit sind die «positiven» Wirkungen auch schon erschöpft.

Negative Wirkungen hingegen sind: die Erzeugung von Pickeln durch das Öl, Austrocknung durch den Ölfilm, Verschlimmerung der Entzündung durch Luftabschluss.

Öl auf eine Akne zu geben ist, wie Öl ins Feuer zu gießen.

Temporäre Tattoos
sind ein schönes Souvenir

Vor allem Kinder kommen manchmal nach dem Urlaub mit stark juckenden Bläschen in die Arztpraxis. Die Bläschen entwickeln sich etwa zwei Tage nach einer «Henna»-Tätowierung und treten genau in dem Bereich auf, in dem die Farben eingebracht wurden. Dabei handelt es sich um eine **Kontaktallergie**, die narbenfrei nur unter Kortisonsalben abheilt.

Fraglich bleibt jedoch, welche Spätfolgen die Farbstoffe haben können, die aus synthetischen Farbstoffen zusammengemischt wurden. Mehr als ein mattes Ziegelrot bekommt die Natur nämlich nicht hin. Wann immer ein roter Ton also richtig schön leuchtet, sind mit Sicherheit gefährliche Stoffe enthalten.

Immer häufiger berichten Ärzte von solchen «Souvenirs», die meist aus der Türkei und Ägypten stammen.

«Thermage»
radiert Falten weg

Obwohl unter Fachleuten inzwischen weitgehende Einigkeit herrscht, welche vier erprobten Lasertypen zu einer sinnvollen Einheit gehören, versucht die Industrie natürlich, immer neue Geräte auf den Markt zu bringen.

Ein neuer Trend argumentiert mit der Behauptung, neuartige Geräte würden bei völliger Schonung der Oberhaut allein durch Tiefenerwärmung ein Zusammenziehen der Kollagenfasern erzeugen und damit einen Liftingeffekt. Dies wäre sozusagen eine Verbrennung ohne Nebenwirkungen.

Diese Behauptung ist jedoch schlicht falsch, denn die Geräte können die dazu theoretisch notwendigen Temperaturen von über 50 Grad tief unter der Hautoberfläche gar nicht erreichen (s. «Laser», S. 72).

In vier Wochen zur **Traumfigur**!!!

Fit vor dem Fernseher!!! Essen Sie sich schlank!!! Diese Slogans, die Attraktivität versprechen, sind verführerisch. Sie suggerieren, hochgesteckte Ziele seien einfach zu erreichen.

Der Verlockung folgt oft die Ernüchterung: Kein übergewichtiger Mensch kommt in vier Wochen zur Traumfigur. Und niemand wird fit, indem er vor dem Fernseher stur eine bestimmte Übung absolviert.

Wer sich und seinem Körper etwas Gutes tun will, braucht Ausdauer und Fleiß und darf nicht gleich aufgeben, wenn der Bauch nicht sofort verschwindet. Nur regelmäßiges Training bringt etwas, am besten zwei- bis dreimal pro Woche.

Vor allem aber gilt: Man sollte richtig trainieren. Und dabei gilt es, hartnäckigen Vorurteilen und falschen Tipps aus dem Wege zu gehen, die durch selbsternannte Experten in die Welt gesetzt wurden (s. «Sport», S. 103, «Situps», S. 97).

Trinken kühlt den Körper

Wenn ständig von «Erfrischungsgetränken» die Rede ist, erscheint diese Vorstellung nur natürlich – aber das Gegenteil ist der Fall: Durch starke Flüssigkeitsaufnahme vor und beim Sport kann die Körpertemperatur sogar so stark ansteigen, dass akute Lebensgefahr besteht.

Man sollte daher mäßige Flüssigkeitsmengen mit **elektrolythaltigen Nahrungsmitteln**, wie zum Beispiel Bananen, kombinieren, um den durch das Schwitzen erlittenen Elektrolytverlust auszugleichen.

Viel **trinken** sorgt für eine straffe Haut

Gelegentlich hört man als Geheimtipp: «Immer schön viel trinken, das glättet die Falten.»

Allerdings gibt es leider keine direkte Verbindung vom Magen zur Haut, wodurch reichliches Trinken eine straffe Haut garantieren würde. Die Haut wirkt jedoch immer dann straff und gesund, wenn sie besonders gut durchblutet ist. Wer nicht genügend trinkt, bekommt sehr schnell die Quittung in Form von Kreislaufbeschwerden. Um den Stoffwechsel bei Flüssigkeitsmangel aufrechtzuerhalten, holt sich der Körper nämlich dann das Wasser aus dem Blut.

Durch übermäßiges Trinken lässt sich die Haut also nicht straffen, allerdings leidet sie bei Flüssigkeitsmangel ebenso wie alle anderen Organe. Deshalb sollte man über den Tag verteilt mindestens 1,5 bis 2 Liter trinken, am besten Mineralwasser oder ungesüßten Tee.

U

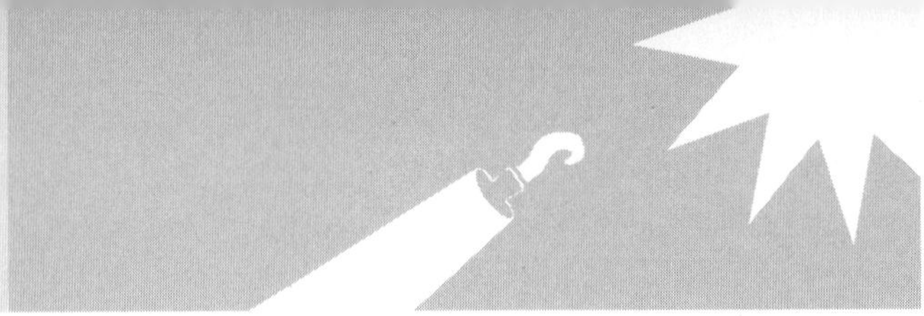

UV-Filter in einer Pflegecreme schützen vor Sonnenbrand

Einige Pflegeprodukte und Make-ups enthalten mittlerweile einen UV-Filter, der vor Hautalterung schützen soll. Der Lichtschutzfaktor dieser Produkte ist allerdings viel zu gering, um Schutz vor einem Sonnenbrand zu bieten (s. «Sonnencreme», S. 100).

Außerdem ist vor jedem Sonnenbad angeraten, Make-up und Parfüm zu entfernen. Unter der Sonnenwirkung können sich Make-up-Bestandteile und Parfüms chemisch verändern, mit der Haut reagieren und zu extremen Lichtallergien, Verbrennungen oder der sogenannten «**Mallorca-Akne**» führen.

All diese Sonnenschäden können in Verbindung mit UV-Licht immer wieder aufflammen, auch wenn sie korrekt behandelt werden und auch, wenn man den gleichen Fehler ein zweites Mal vermeidet. Das Gleiche gilt natürlich auch für die UV-Bestrahlung im Solarium.

«Venerologie»
ist die Lehre von den Venen

Viele Menschen in Deutschland wenden sich bei Problemen mit den Venen an einen «Venerologen». Was ist daran falsch?

«Venerologie» ist die Lehre von den Geschlechtskrankheiten, ein Venerologe also die Facharztbezeichnung für entsprechend spezialisierte Hautärzte, die Fachärzte für «Dermatologie und Venerologie».

Geprüfte und qualifizierte Venenärzte heißen **Phlebologen**.

Diese untersuchen auch bei nur kosmetischen Problemen in der Regel immer das gesamte Venensystem, weisen auf eventuell bestehende größere Störungen hin und schlagen im gegebenen Fall eine Therapie vor (s. «Krampfadern», S. 71, «Besenreiser», S. 22).

Vitaminpräparate können
Obst und Gemüse ersetzen

Nicht nur in Zeiten einer Diät möchten wir unseren Körper vor Mängeln schützen und nehmen daher wohlmeinend Multivitaminpräparate zu uns. Diese jedoch scheiden wir meist unverarbeitet wieder aus. Woran liegt das?

Vitamine können vom Körper nur mit Hilfe von **Isoflavonen** aufgenommen werden. Dies sind Stoffe, die in den Fasern von Obst und Gemüse enthalten sind. Ohne diese Naturstoffe rauschen unsere teuren Reformhausvitamine also einfach durch. Es empfiehlt sich deshalb, die Einnahme von Multivitamintabletten mit allerlei Grünzeug zu kombinieren – und zwar am besten mit reichlich Obst. Außerdem sollte nicht unerwähnt bleiben, dass die fettlöslichen **Vitamine EDKA** mit etwas Olivenöl deutlich besser aufgenommen werden.

Neuerdings bietet der Markt «Smoothies» an als Möglichkeit, den Tagesbedarf wohlschmeckend und einfach mit passierten Säften zu decken, in denen die Isoflavone belassen wurden. Um den gesundheitsfördernden Aspekt zu bewahren, sollten diese allerdings nicht püriert und auch nicht aus Konzentraten hergestellt sein.

Der Deutschen Gesellschaft für Ernährung zufolge ist bei einer ausgewogenen Kost ein künstlicher Vitaminschub in gar keiner Weise erforderlich. Eine Ausnahme sind Schwangere, die für den eigenen und den Organismus des Kindes zu wenig **Folsäure** aufnehmen, sowie Senioren, die an Appetitlosigkeit leiden und daher zu wenig **Vitamin C** zu sich nehmen.

Aber Vorsicht!

Manche Vitamine und Mineralien sind im Übermaß schädlich:

So greift ein Übermaß an **Vitamin A** die Knochen an, zu viel **Eisen** das Herz und eine Überdosis **Zink** das Immunsystem.

Wimperntusche
macht die Wimpern brüchig

Gelegentlich liest man, wenn zu häufig oder zu dick Mascara aufgetragen werde, würden die Wimpern brechen.

Das wäre wirklich schlimm, denn dann wäre gerade der Teil der Frauen, die ihren Augenaufschlag gerne etwas unterstützen, heute schon wimpernlos. Gegen den regelmäßigen Gebrauch von Wimperntuschen ist tatsächlich überhaupt nichts zu sagen, denn sie machen die Wimpern keinesfalls brüchig. In der Regel enthalten diese Produkte sogar pflegende Proteine und Vitamine, die die Wimpern besonders geschmeidig machen.

Nur wer aus Bequemlichkeit mit Mascara schlafen geht, kann mit verklebten und abbrechenden Wimpern rechnen. Ein Abschminken mit ölfreien Produkten ist daher immer ein Muss (s. «Make-up lässt sich mit Babyöl entfernen», S. 77).

Wunden heilen besser an der Luft

Immer wieder taucht die Frage auf, ob eine Wunde nicht besonders gut «an der Luft» heile. Diese Frage muss mit einem klaren «Nein» beantwortet werden.

Zwar unterscheidet man tatsächlich das Prinzip der

trockenen von der **feuchten Wundbehandlung**, die je nach Ausgangssituation ihre Vor- und Nachteile haben. Es ist dabei jedoch egal, ob Luft an die Wunde kommt oder nicht.

Im Gegenteil wird bei manchen Formen der Wundbehandlung sogar eine «**Vakuum-Therapie**» angewendet, die Luftleere nutzt, um die Wundheilung zu beschleunigen.

Wunderkuren
aus der eigenen Küche!

Wer viele Jahre im Dienste der gesunden und schönen Haut gearbeitet hat, den überrascht kaum noch etwas. Dass Menschen sich mit ihrem eigenen Urin beträufeln und gewisse Heiler, die es eigentlich besser wissen sollten, Apfelessig als universelle Behandlung anpreisen, zählt hierbei noch zu den harmloseren Dingen.

Bedenklich ist jedoch, wenn auf Dauer eine Creme mit **Vitamin-A-Säure** gegen Falten auf das Gesicht aufgetragen wird, weil die davon erzeugte entzündliche Dauerschwellung die – nicht selten eingebildeten – Falten so wunderschön überdeckt.

Nicht gesundheitsschädlich sind harmlose Hausmittel – die allerdings ebenso wirkungslos sind – wie zum Beispiel:

- Essigspülung für glänzendes Haar
- Hefemaske gegen unreine Haut
- Pfefferminzteespülung gegen fettendes Haar
- Mandelöl als Haarkur oder Spitzenfluid

- Mandelkleiepackung gegen unreine Haut
  und zur Straffung
- Kaffeeumschläge zur Durchblutungsförderung
  gegen Cellulite
- Kartoffelauflagen gegen Pickel
- Minze gegen unreine Haut
- Birkenblätterextrakte gegen Cellulite

Diese Liste ließe sich noch beliebig verlängern (s. «Natürliche Pflege mit Schwarztee und Gurkenscheiben», S. 83).

Z

Zähne werden mit Backpulver weiß

Strahlend weiße Zähne sind geradezu ein Synonym für Gesundheit und Schönheit. Das wussten auch schon unsere Großmütter, die zu diesem Zweck ihre Zähne gelegentlich mit Backpulver putzten. Diese Methode des **Bleaching** hat sogar schon in die Entwicklung von Zahncreme Einzug gehalten, und selbst Zahnärzte haben sie übernommen.

Zu empfehlen ist sie aber leider generell gar nicht: Backpulver reagiert beim Zähneputzen basisch und trägt so tatsächlich Zahnbeläge ab. Allerdings löst es dabei auch jedes Mal eine Schicht Zahnschmelz auf und beschädigt so die Zahnsubstanz. Dadurch wird der Zahnschmelz langsam porös, und von Mal zu Mal setzen sich immer schneller wieder Ablagerungen an.

Zahnpasta hilft gegen Pickel

Die Vorstellung, einzelne entzündete Mitesser ließen sich mit Zahnpasta bekämpfen, stammt nicht aus der Mottenkiste, sondern aus meiner täglichen Praxis. Wer das glaubt, unterliegt leider einem kapitalen Irrtum!

Die in manchen Zahnpasten enthaltene **Zinkpaste**

wirkt in der Theorie tatsächlich antientzündlich und auch austrocknend (s. «Zahnpasta bei Herpes», s. unten). Durch das enthaltene **Fluor** wird die Entzündung allerdings noch stark angeheizt. Außerdem kann das **Menthol**, das Zahnpasta meist zugesetzt ist, in Verbindung mit **UV-Licht** sehr stark entzündlich wirken.

Eine weitaus bessere Alternative bei vereinzelten Pickeln ist eine desinfizierende getönte Creme, die diese Probleme vermeidet.

Bei **Herpes** hilft **Zahnpasta** auch nicht

O Gott, ein wichtiges Event und schon wieder das bekannte und fast schon verdrängte Kribbeln an der Oberlippe. Was ist zu tun?

Erstaunlicherweise wirkt **zinkhaltige**, also «weiße» Zahnpasta häufig hervorragend gegen lästigen und schmerzhaften Lippenherpes. Für diese Wirkung gibt es vermutlich zwei Erklärungen:

Einerseits führt das enthaltene **Fluorid** zu einer Säuerung des Gewebes, die das Immunsystem im Abwehrkampf gegen die Viren unterstützt.

Zum anderen wirkt Zink antientzündlich und austrocknend, was die Herpesbläschen zusätzlich zum Verschwinden bringt.

Zitronensäure
bleicht Haare und Haut ganz natürlich

Blondes Haar suggerierte einst engelsgleiche Unschuld, weshalb frühere Frauengenerationen ihr Haar mit Zitronensäure zu bleichen versuchten. Leider mit wenig Erfolg, denn der aufhellende Effekt ist nur sehr gering und hält kaum vor.

Wenn mit Zitrone behandelte Haare blonder wirken, liegt das lediglich daran, dass sich durch die Säure die Schuppenschicht schließt, die Haare das Licht besser reflektieren und dadurch heller wirken. Der von manchen Friseuren gehandelte «Geheimtipp», das Haar mit **Azetylsalicylsäure**-Sprudeltabletten aufzuhellen, ist aus den gleichen Gründen genauso unwirksam.

Wird die Haut mit Zitronensaft behandelt, zum Beispiel, um Sommersprossen zu bleichen, reizt die Zitrussäure so stark, dass die Haut sich entzünden kann und in der Folge sogar noch mehr braune Flecken entstehen können.

Die Beauty-Irrtümer zum Nachverfolgen

A

B

C

D

E

F

L

M

N